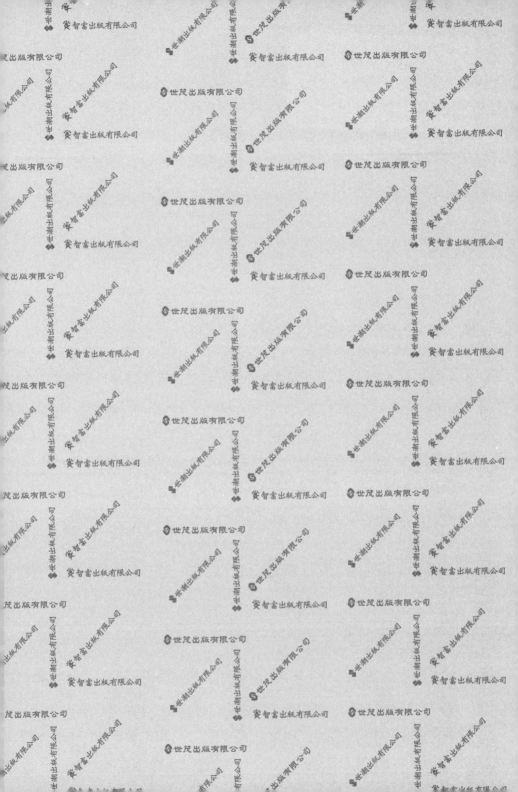

痛風與高尿酸血症 Q&A

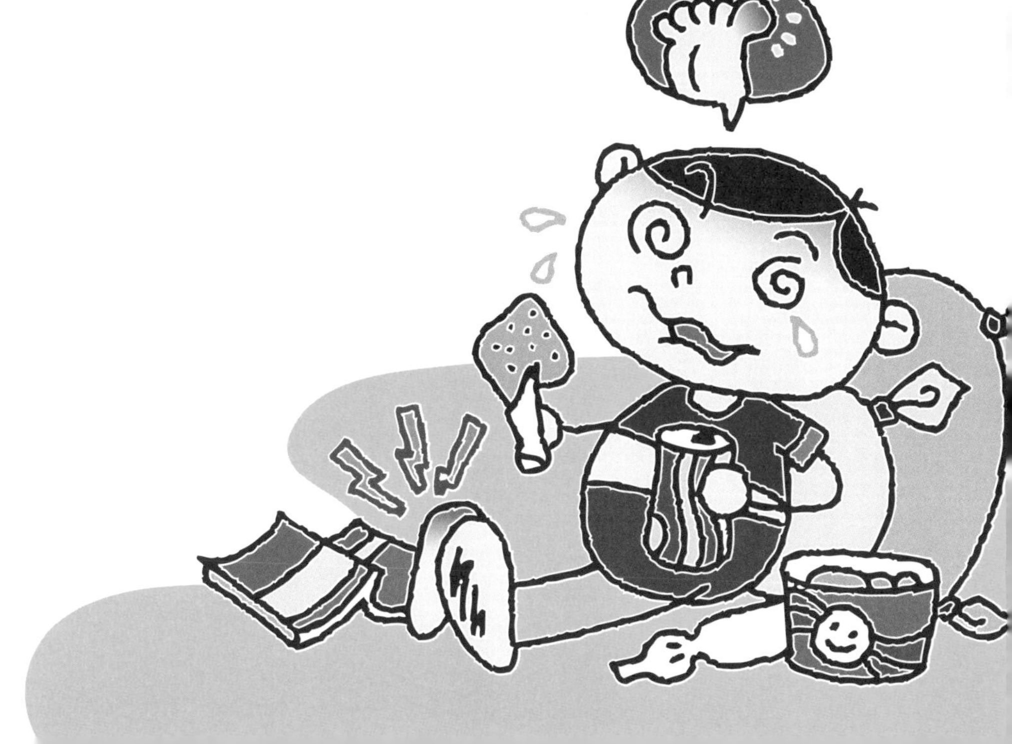

前言

現今日本大約有五十萬～六十萬的痛風病患，而可稱作「準痛風病患」的高尿酸血症患者更多達約六百萬人。這個數字和被視為國民病的糖尿病及高血脂症等因代謝異常所引發的生活習慣病並駕齊驅。痛風和高尿酸血症的主要成因是過量的飲食、運動不足及遺傳等，這些病因和糖尿病及高血脂症、高血壓等疾病的病因相同。從這裡我們也可以了解到，痛風和高尿酸血症是因為吃太多等長年累積的不良生活習慣而發病。

我從剛當上醫生時就開始治療痛風，至今已經五十五年。早年一般認為日本並沒有痛風患者，但那時我徹底調查病患人數，則大約有五百名左右。也就是說，隨著戰後日本經濟成長、飲食習慣逐漸西化，痛風和高尿酸血症的病患人數也以驚人的速度成長。當時不論是醫生或是病患，都缺乏關於痛風及高尿酸血症的知識和情報。如果繼續放任不管，日本的痛風患者就會不斷增多。我基於這樣的危機意識，秉持著「治療必須先從了解疾病開始」的理念，在一九六九年成立了「痛風之友會」的病患組織，和醫生及醫院共同推廣痛風（高尿酸血症）的治療及相關知識。

在這段期間，因為分子生物學等領域不斷進步，醫學界也開始從分子的層面分析並治療疾病，並開發出相當優良的痛風藥品。成人病現在被稱作「生活習慣病」，甚至是「代謝症候群」（metabolic syndrome）這樣的新稱呼。我剛踏入醫生這一行的時候，疾病的數目照一般說法是有四〇四種。但是到今日，卻已經變成四萬四千四百四十四種。

本書針對痛風及高尿酸血症這兩種疾病的成因、檢查、最新治療法，以及改善生活習慣等項目，整理出一些基本要點，並以深入淺出的方式加以說明。不論是痛風和高尿酸血症的患者或是擔心罹患這些疾病的人，都請務必將本書放在手邊並熟讀，以作為參考。相信如此一來，一定能夠對痛風及高尿酸血症的治療或預防有所助益。

自治醫科大學名譽教授
赤坂中央診所名譽院長
御巫清允

目次

第7章 痛風的併發症

第8章 日常生活注意事項

第 1 章

當檢驗出尿酸值過高

什麼是尿酸？

尿酸是嘌呤代謝後的最終產物

高尿酸血症和痛風的成因是尿酸。它是構成身體的細胞進行新陳代謝或是體內燃燒能源物質時所產生的廢物之一。尿酸主要是隨著尿液排泄。

我們體內的細胞含有核酸（去氧核糖核酸DNA和核糖核酸RNA）。核酸是由嘌呤等物質所構成。

身體每天都會長出新的細胞。舊細胞在新陳代謝的過程中分解時，核酸便會被破壞，釋出嘌呤。

嘌呤會在肝臟分解（代謝），最終形成在人體中稱作尿酸的物質。尿酸經由血液運送到腎臟，並和尿液等一併排泄到體外。

大約有四分之三的尿酸會隨著尿液排泄，剩下的則和糞便或汗水同時排泄到體外（目前仍不清楚隨著汗水排泄的尿酸量有多少，但已知並不多）。

一般而言，健康的人其尿酸平均值，男性大約是五・五mg／dl（毫克／百毫升），女性則約是四・五mg／dl。女性的平均值較男性低。

小知識

代謝

藉由飲食攝入體內的物質會產生化學反應，轉變成細胞容易吸收的能源及營養成分，以維持我們的生命活動。這段化學反應的過程稱作「代謝」。

我們吃下的食物會在胃部消化、吸收，其養分則經由血液運送到肝臟。

然而食物中的蛋白質、醣類及脂質很難以原來的形式被細胞吸收，因此會在肝臟進一步分解為胺基酸、葡萄糖等容易吸

進行劇烈運動會使嘌呤增加

嘌呤也存在於人體活動時所耗用的一種稱作「三磷酸腺苷」（ATP）的能源物質。運動時耗用三磷酸腺苷，嘌呤就會釋出，最終分解為尿酸，並隨著尿液排出體外。

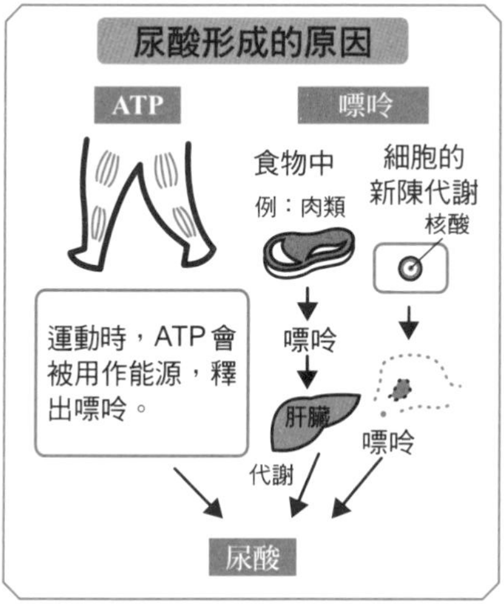

此外，其他動植物的核酸當中也含有嘌呤。因此當我們食用肉類、魚卵、豆類等食物，其中的嘌呤便會隨著進入我們體內。人體中約有二〇％～二五％的尿酸是從攝入食物之中所含的嘌呤產生的。

經由食物進入體內的嘌呤，幾乎都會在腸內分解，隨著糞便排泄。少部分則會被吸收，送到肝臟分解為尿酸，並隨著尿液等排出體外。

除了人類和部分靈長類動物外，其他大多數的哺乳類動物體內都有一種可分解尿酸的酵素，稱作「尿酸酶」。這種酵素可以將尿酸分解為易溶於水中的尿素，進一步轉換為氨和尿囊素等物質，與尿液一併排出體外。然而人類據說是在演化的過程中失去了尿酸酶，因此只能以原本的尿酸形式排泄。

收的營養素，經由血液運送到全身的細胞。

被吸收的胺基酸和葡萄糖等會成為能源，供作全身細胞再生時的原料。

與代謝有關的常用詞，包括基礎代謝、新陳代謝等。基礎代謝是指維持生命所需的最低限度能源量，也就是靜靜躺在床上時所消耗的能源。

尿酸值為什麼會升高？

女性的尿酸值較不易升高

尿酸檢查是藉由血液生化檢驗來進行。血液生化檢驗是將血液放入離心分離機，分離出液體成分（血清）和固體成分，藉由測量這兩種血液成分的量來了解內臟器官的狀態。

由於尿酸和葡萄糖、脂肪等一樣，都是存在於血液當中的血清成分，因此稱作「血清尿酸」，其檢查值則稱作「血清尿酸值」。不過一般都簡稱作尿酸及尿酸值。

人體每天會產生大約七〇〇毫克（〇・七公克）的尿酸。體內蓄積的尿酸（尿酸池），則保持在大約一二〇〇毫克的量，其中每天都會有一半被排泄掉。也就是說，每天被排泄的尿酸量和新產生的尿酸量大致相等。

血液的成分

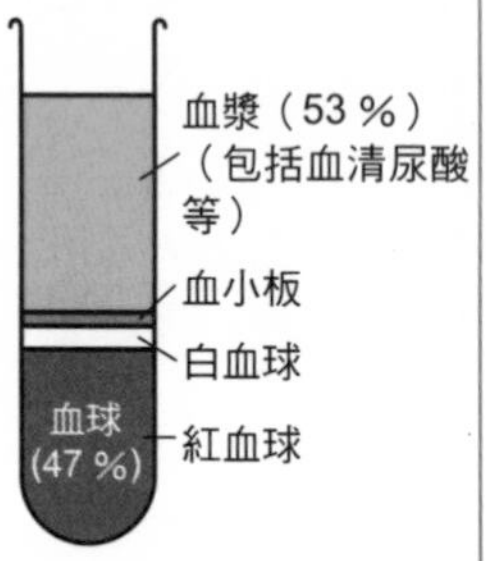

小知識

酵素

我們的生命靠著「代謝」這項化學反應持續進行才得以維持。

藉由飲食進入體內的蛋白質、醣類、脂質等養分，很難以原本的形式讓人體吸收，因此會經過代謝轉換為容易吸收的營養成分。

促使代謝順利進行的物質便是酵素。酵素是蛋白質的一種，但酵素本身並不屬於營養成分。

一般認定酵素有數千

此外，羅患高尿酸血症和痛風的幾乎（大約九九％）都是男性，女性很少罹患高尿酸血症。這是因為女性荷爾蒙（雌激素）具有排泄尿酸的功用。然而女性在進入更年期停經之後，卵巢所分泌的雌激素就會大量減少，尿酸值也會隨之升高。

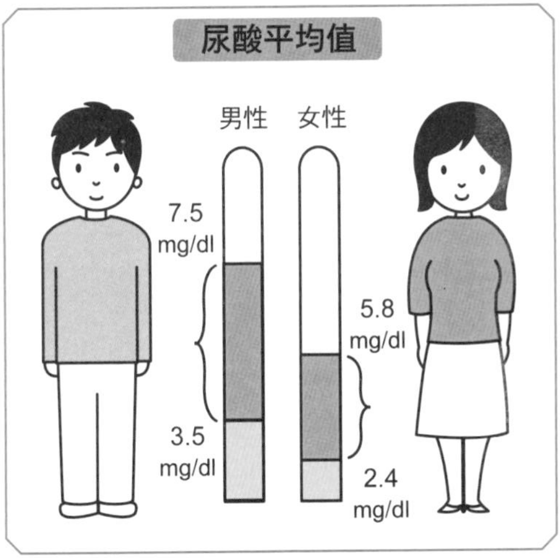

尿酸值升高的原因

導致尿酸值升高，亦即血液中的尿酸增加的原因有下列兩種：

①體內產生過多尿酸。
②尿酸無法順利排泄。

產生過多尿酸的原因主要有：

①體內新陳代謝過快，以致產生大量嘌呤（過多的細胞死亡，釋出大量形成尿酸的嘌呤）。
②食用含有嘌呤的食物。
③大量飲酒（尤其是啤酒）。
④劇烈運動。
⑤肥胖。
⑥壓力。
⑦藥物副作用。

種之多，和各式各樣的生命活動都有關係。因此如果先天遺傳基因有異常而欠缺某些酵素，代謝就會出問題，造成身體運作異常，並招致生活習慣病。

富含嘌呤的食品

嘌呤是由四個氮原子和碳原子所組成的環狀化合物。

食物中的嘌呤進入體內之後，會由腸壁吸收，隨著血液運送到身體各處的細胞組織形成核酸。

肝臟類食品的嘌呤含量很高。因為嘌呤就是在肝臟合成的。

增加尿酸的食品當中，較不為人所知的是水果中含量豐富的果糖。果糖會增加尿酸。此外，砂糖當中也含有果糖。不過尿酸無法順利排泄的原因之一是腎臟沒有正常運作。使腎臟功能低落的原因有以下幾種：

①體質（遺傳）。

②其他生活習慣病。

③肥胖（內臟囤積脂肪會促進尿酸產生，皮下脂肪增加則會抑制尿酸的排泄）。

一般而言，高尿酸血症的成因大約有一〇%是因為體內產生過多尿酸，大約六〇%是因為尿酸無法順利排泄。兩者同時發生的情況則占大約三〇%。

因為果糖只會增加微量的尿酸，因此不用太擔心。

尿酸值升高的原因

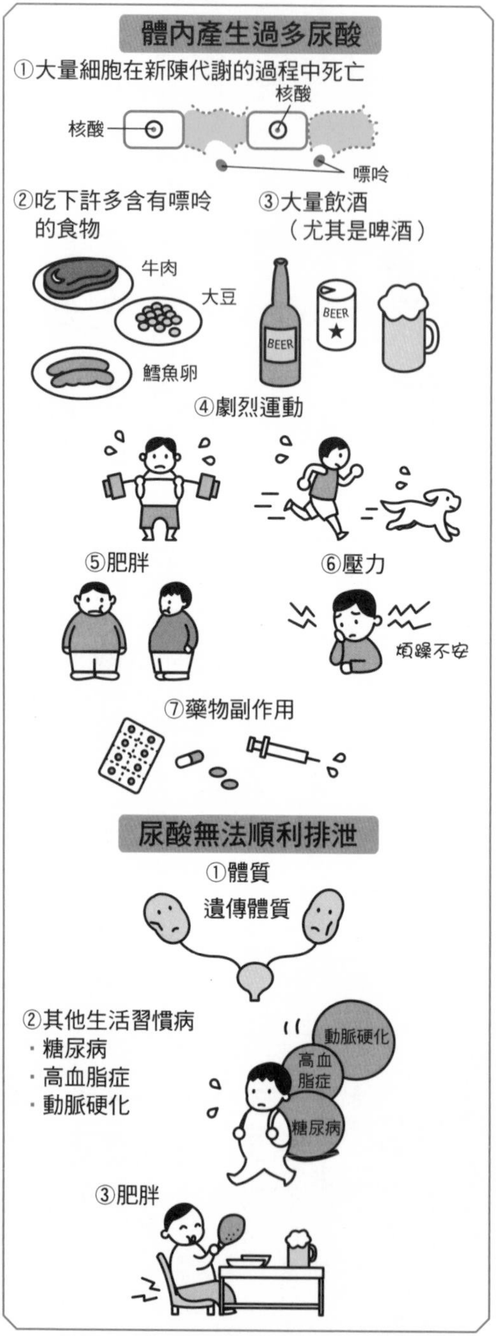
體內產生過多尿酸
①大量細胞在新陳代謝的過程中死亡
核酸
核酸
嘌呤
②吃下許多含有嘌呤的食物
牛肉
大豆
鱈魚卵
③大量飲酒（尤其是啤酒）
BEER
BEER
④劇烈運動
⑤肥胖
⑥壓力
煩躁不安
⑦藥物副作用
尿酸無法順利排泄
①體質
遺傳體質
②其他生活習慣病
・糖尿病
・高血脂症
・動脈硬化
動脈硬化
高血脂症
糖尿病
③肥胖

尿酸值過高，容易罹患高尿酸血症與痛風

尿酸是不易溶於血液的物質

尿酸是不易溶解於血液中的物質。當血中的尿酸含量超過五・七mg／dl，就會形成飽和狀態。多餘的尿酸會滲出血管之外，囤積在關節或腎臟等部位，形成尿酸結晶。

因此，男性尿酸值超過七mg／dl，女性超過六mg／dl，就會被診斷為高尿酸血症。不過在這個階段，只要靠著飲食療法和運動療法，以及改善生活習慣，即使不吃藥也可以降低尿酸值。

然而如果不加以治療而放任不管，囤積在關節和腎臟的尿酸就會形成結晶，刺激關節，使得足部大拇趾等部位的關節腫脹，演變為會造成劇烈疼痛的痛風。

近年來，一般人常在健康檢查或檢查其他生活習慣病時，連帶發現尿酸值異常的現象，因此讓高尿酸病情惡化到破壞關節的嚴重痛風這種情況，出現機率也減少了。

然而另一方面，因為吃太多等原因罹患高尿酸血症的人數卻增加了。所以

小知識　低尿酸血症

男性尿酸正常值是三～七mg／dl。如果尿酸值在三mg／dl以下，就稱為「低尿酸血症」。

低尿酸血症的成因，可能是因為過度服用降低尿酸的藥物；或是因為腎小管的功能發生問題，以致幾乎無法再度吸收尿酸；也有可能是因為遺傳性的腎臟功能障礙。

一般而言，低尿酸血症的人如果沒有自覺症狀，並沒有必要特別加以

即使是自認健康的人，也別忘了每年進行一、兩次的尿酸值檢查。

自我檢測是否屬於容易增加尿酸的體質

大約有一二〇〇毫克尿酸溶解於我們體內的血液和體液當中，然而這些尿酸並不會刺激人體。所以即使血液中的尿酸含量增加，甚至囤積在關節或腎臟，也不會只因為這樣就造成疼痛或發癢等自覺症狀。

近年來，人們對於生活習慣病的看法和想法都有所改變。醫界不再將這些疾病視為發生在內臟器官的疾病，而認定是其根源的「代謝」因為生活習慣紊亂而發生異常，進而引發疾病。

在此要先請讀者自我檢查，看看自己平日的生活是否容易造成尿酸增加。

如果自己符合以下項目的三項以上，請到醫院（內科）進行血液檢查，確認尿酸值是否偏高。

如果尿酸值超過七mg／dl，盡快求診高尿酸血症及痛風方面的專科醫生。

□男性
□常吃肉類等動物性食品及高熱量的食物
□喜歡吃肝臟類食品
□吃飯速度很快
□常喝啤酒等酒類
□常做劇烈運動，造成身體大量出汗並極度疲累
□不論在家庭或工作方面都有許多壓力
□肥胖
□足部大拇趾根部常感到疼痛
□正服用治療生活習慣病的藥物

治療。不過因為尿酸在體內具有排除活性氧的作用，低尿酸血症的人如果從事激烈運動，體內產生的活性氧無法充分排除，就有可能造成腎臟的病變。

壓力

「壓力」這一名詞原本是物理學用語。當物體受到外部施加力量，內部便會產生扭曲，這就是壓力。此時外部施加的力稱作「壓力源」。

我們每天都會不斷受到外界種種的刺激，包括氣溫、溼度、工作、人際關係等。

當受到外部的刺激，我們的大腦和身體就會產生敏感的反應。如氣溫升高時，身體會排汗降低體

自我檢測是否屬於容易增加尿酸的體質

勾選欄	勾選項目
	①男性
	②常吃肉類等動物性食品及高熱量的食物
	③喜歡吃肝臟類食品
	④吃飯速度很快
	⑤常喝啤酒等酒類
	⑥常做劇烈運動，造成身體大量出汗並極度疲累
	⑦不論在家庭或工作方面都有許多壓力
	⑧肥胖
	⑨足部大拇趾根部常感到疼痛
	⑩正服用治療生活習慣病的藥物

※如果在 10 個項目中有 3 個以上符合自己的狀況，請到醫院（內科）進行血液檢查，確認尿酸值是否偏高。
尿酸值若在 7mg/dl 以上，請儘快向高尿酸血症的專科醫生求診。

溫；危險逼近時，就會反射性地想要逃跑。

這些外界的刺激，有令人愉悅的，也有令人感到不愉快甚至痛苦的。

當人體受到不愉快或痛苦的刺激，就會試圖去反抗，保護自己不受這些刺激的傷害。此時產生的扭曲，就會對身心造成不良影響，讓我們感受到壓力存在。

高尿酸血症的成因及構成要素

沒有做好健康管理，便會得到高尿酸血症

尿酸持續地增加，直到尿酸值超過七mg／dl還未察覺的高尿酸血症患者，雖然沒有自覺症狀，但仍屬於疏忽日常健康管理的結果。

特別是尿酸值已經超過九mg／dl的人，如果繼續忽視這一症狀，根據調查，五年後約每四人當中就有一人會得到痛風，二十年後更有九成的比率會罹患痛風。因此即使沒有明顯的症狀，仍應定期測量尿酸，觀察尿酸值的變化。

高尿酸血症可分為原因不明的「原發性高尿酸血症」，以及糖尿病或腎臟病等生活習慣病引發的尿酸代謝異常，也就是「續發性高尿酸血症」（請參照第三十八頁）。

即使屬於天生容易增加尿酸的體質，也未必會罹患高尿酸血症。這項疾病主要還是因為暴飲暴食等不正常的生活習慣所導致。

罹患高尿酸血症的原因

高尿酸血症的形成原因，通常是患

小知識

女性荷爾蒙

女性的尿酸值通常比男性低了一〇%～二〇%左右。

一般認為這是因為女性荷爾蒙（雌激素）具有抑制尿酸產生的功用。

女性荷爾蒙包括雌激素以及黃體素（助孕素），主要是在卵巢製造。

雌激素會控制卵巢內卵泡的成長以準備排卵，在排卵前分泌會增多。

至於黃體素，則是在

者在沒有發現尿酸增加的情況下，持續暴飲暴食、運動不足等不健康的生活所導致的。

高尿酸血症因為沒有疼痛、發燒等明顯症狀，因此除非定期檢查尿酸值，否則很難發現病症存在。

年滿三十歲的成人，最好每年進行一～二次的健康檢查，檢查尿酸值是否正常。

女性因為荷爾蒙的關係，相對而言比較不用擔心尿酸值增加的問題。不過在四、五十歲停經之後，由於女性荷爾蒙分泌降低，必須特別注意肥胖問題，並培養不易增加尿酸的生活習慣。停經後的女性，除了罹患高尿酸血症的可能性升高之外，也容易罹患糖尿病，應特別留意。

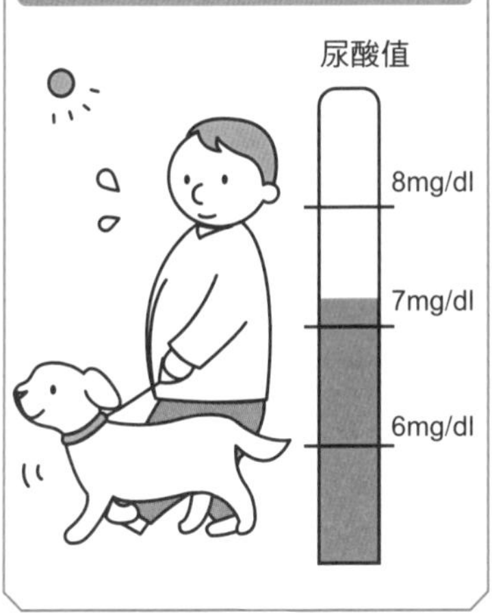

高尿酸血症沒有明顯自覺症狀

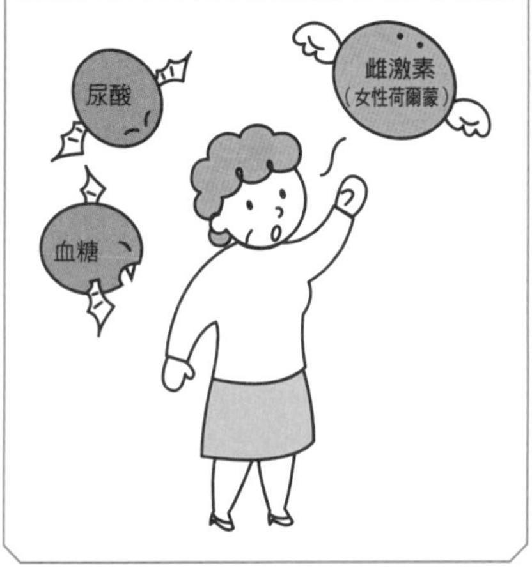

停經後女性須留意尿酸及血糖增加

排卵後卵泡轉變為黃體時分泌的，具有抑制排卵的功能。

此外，女性荷爾蒙也具有使女性身材豐滿的作用。

高尿酸血症與痛風常見於中老年男性，女性較少罹患

痛風是男性的疾病

罹患高尿酸血症與痛風的人當中，有九九％是四、五十歲的中老年男性；女性則極少發病。

然而，女性在步入更年期、停經之後，尿酸值也會增加，得到高尿酸血症的可能性變大。女性較少罹患高尿酸血症和痛風的原因，是女性荷爾蒙（雌激素）促進尿酸排泄的緣故，不過在停經之後雌激素分泌減少，就會導致尿酸值增加。

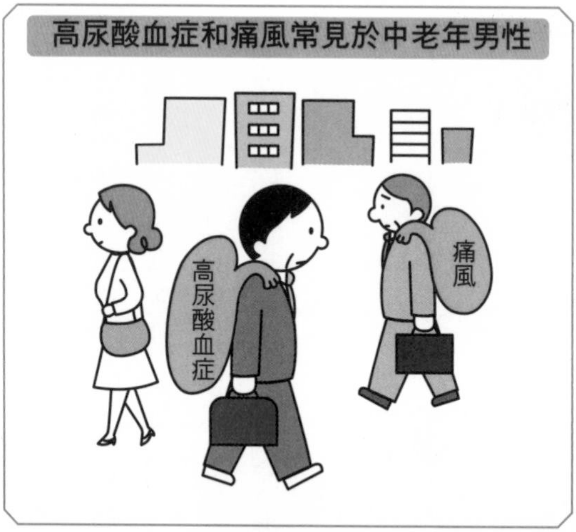
高尿酸血症和痛風常見於中老年男性
高尿酸血症
痛風

小知識 蘋果型肥胖及西洋梨型肥胖

肥胖的人根據脂肪囤積的部位，可以區分為蘋果型肥胖及西洋梨型肥胖兩種。

蘋果型肥胖是脂肪囤積在內臟周圍所造成的。因為腹部會比較肥厚豐滿，體型像是一顆蘋果，因此稱作蘋果型肥胖。

西洋梨型肥胖則是因為皮下脂肪囤積在臀部、大腿等下半身部位所造成。由於體型看起來像是

此外，中老年人較常罹患動脈硬化、高血壓、糖尿病、腎臟病等生活習慣病，因此造成腎臟功能降低，或因為治療藥物（thiazide類降血壓藥等）的副作用，都會導致尿酸值增高。

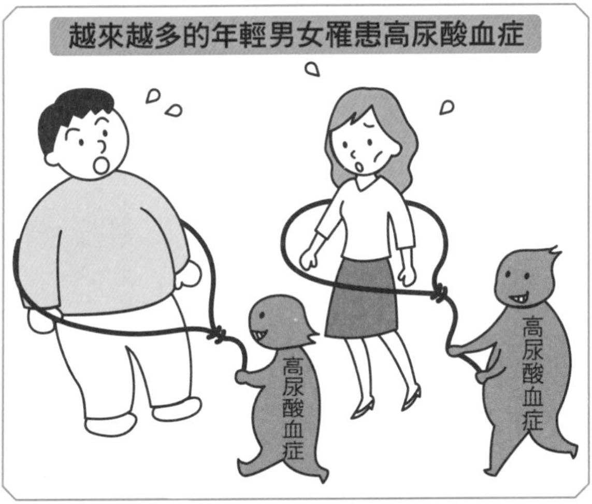
越來越多的年輕男女罹患高尿酸血症
高尿酸血症
高尿酸血症

高尿酸血症患者中，大約八〇%同時患有肥胖、高血壓、高血脂症、糖尿病、腎臟病等生活習慣病。

年輕男女罹患高尿酸血症的比例也在增加

近年來，有越來越多的年輕人也罹患高尿酸血症，主要原因是吃得太多、攝取過多動物性脂肪而導致的肥胖。尤其是內臟周圍累積過多脂肪的內臟脂肪型肥胖，更容易造成尿酸增加。

年輕女性如果不當減肥，或是誤用所謂的減肥藥導致月經停滯，就會擾亂女性荷爾蒙正常分泌，成為尿酸值上升的誘因。此外，如果先天極度缺乏代謝尿酸所需的酵素，即使十歲以下的孩童也有可能會罹患高尿酸血症。

西洋梨，因此稱作西洋梨型肥胖。

最近的研究顯示，這兩種肥胖並不只有外型上的差異。

蘋果型肥胖的人堆積在內臟周圍的脂肪不斷增加，影響代謝，血液中的膽固醇、醣類、尿酸等含量增高，容易得到糖尿病、高血脂症、高尿酸血症、動脈硬化等「代謝症候群」疾病。

相對地，西洋梨型肥胖的人累積的是皮下脂肪，因此比蘋果型肥胖的人較不易罹患代謝症候群疾病。

代謝症候群與高尿酸血症密切相關

什麼是代謝症候群？

如果吃得太多的情況一直持續，造成脂質或醣類代謝異常，脂肪囤積在內臟周圍（內臟脂肪型肥胖），會擾亂脂肪細胞分泌種種荷爾蒙（如脂締素）。目前已知這種情況會造成動脈硬化並導致血壓增高，或是因為血糖、膽固醇、三酸甘油脂過多而容易罹患糖尿病及高血脂症。

動脈硬化的情況如果繼續惡化，就會招致狹心症、心肌梗塞、腦梗塞等生活習慣病。

像這樣因為飲食過量及運動不足導致內臟脂肪型肥胖，使得脂肪和醣類無法順利代謝而會招致多種生活習慣病的

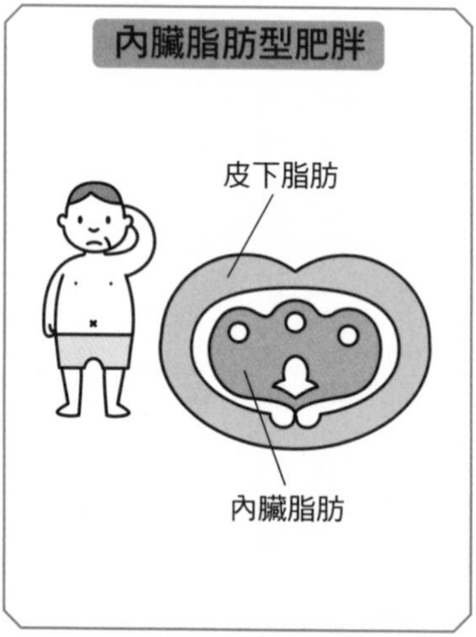

小知識

X症候群

X症候群是因為胰島素抵抗性導致的高胰島素血症併發糖尿病、高血壓、高血脂症等的症狀。高胰島素血症還會進一步招致高尿酸血症。

如X症候群或是「死亡四重奏」等因為代謝異常而併發多種生活習慣病的症狀，近年來在國際間已經都統稱為「代謝症候群」。

罹患代謝症候群之後，動脈硬化會持續發

代謝症候群的定義及判定標準

定義	①	男性腰圍在 90 公分以上，女性腰圍在 80 公分以上。
	②	血壓的收縮壓在 130 mmHg以上，舒張壓在 85 mmHg以上。
	③	空腹時血糖值在 100 mg/dl 以上。
	④	HDL 膽固醇值男性在 40 mg/dl 以下，女性在 50 mg/dl 以下。
	⑤	三酸甘油脂值在 150 mg/dl 以上。
判定標準		以上5項危險因子，如果包含其中3項或以上的人，就判定為代謝症候群。

症狀，稱為「代謝症候群」（metabolic syndrome）。

針對生活習慣病的新觀念

「代謝症候群」這種對於生活習慣病的新觀念已經是全球性的趨勢。以世界衛生組織（WHO）為中心，世界各地學會紛紛發表符合各自國情的代謝症候群定義及判定標準。

在臺灣，衛生署國民健康局於二○○四年邀集專家及專業團體，參酌我國的國情，訂定出「代謝症候判定標準」作為臨床診斷準則；二○○六年又經專家及相關學術單位決議通過部分修正。目前此一標準列出以下五項危險因子，如果包含其中三項或以上的人，就可判定為代謝症候群。

展，並演變為缺血性心臟疾病（狹心症及心肌梗塞等）或腦血管障礙（腦梗塞等），最嚴重的情況還可能會喪命。

這些代謝症候群的主要原因是肥胖（尤其是內臟脂肪型肥胖）。依身體質量指數（BMI）計算標準體重＝身高（公尺）×身高（公尺）×二十二，超過標準體重一○%以上的人，必須改善過量飲食及運動不足的習慣，將體重減到自己的標準體重。

①腹部肥胖：男性腰圍在九十公分以上，女性腰圍在八十公分以上。
②高血壓：收縮壓在一三〇mmHg以上，舒張壓在八十五mmHg以上。
③高血糖：空腹血糖值在一〇〇mg／dl以上。
④高密度脂蛋白膽固醇（HDL-C）過低：男性在四〇mg／dl以下，女性在五〇mg／dl以下。
⑤高三酸甘油脂：三酸甘油脂值在一五〇mg／dl以上。

肥胖是生活習慣病的元凶

代謝症候群這個概念的特徵，就是闡明了許多生活習慣病都是肇因於內臟脂肪型肥胖所導致的代謝異常。判定標準的第一個項目便是腰圍，顯示肥胖正是主要的病因。

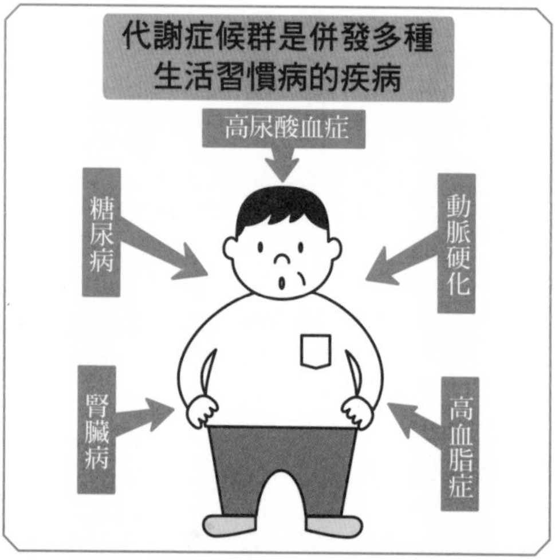

肥胖可分為皮下脂肪型肥胖和內臟脂肪型肥胖兩種。這兩個分類依據肥胖者的體型特徵不同，通常前者又稱作西洋梨型肥胖，後者又稱為蘋果型肥胖。

皮下脂肪是為了替飢饉等食物不足

小知識

動脈硬化

動脈硬化是因為吃太多、運動不足、肥胖、高血壓等原因造成血液中膽固醇及三酸甘油脂過多，傷害動脈血管壁，使得血液中的膽固醇、三酸甘油脂、血小板等經由這些傷口滲入血管內，造成血管失去原本的柔軟性。

我們全身的血管都有可能發生動脈硬化。

人類的身體和臟器是藉由血管中流動的血液得到養分和氧，並排出廢棄物及二氧化碳。動脈硬化會使這項功能低落，造成身體障礙。動脈硬化將導致高血壓、糖尿病、心肌梗塞、腦梗塞、痛風等生活習慣病，並且使症狀惡化。

的情況作準備而囤積的非常時期用脂肪，內臟脂肪則是為了提供日常生活使用的能源而囤積於內臟的脂肪。因此，內臟脂肪較容易藉由飲食控制及運動來消除，相對地，皮下脂肪的特徵便是不易消除。

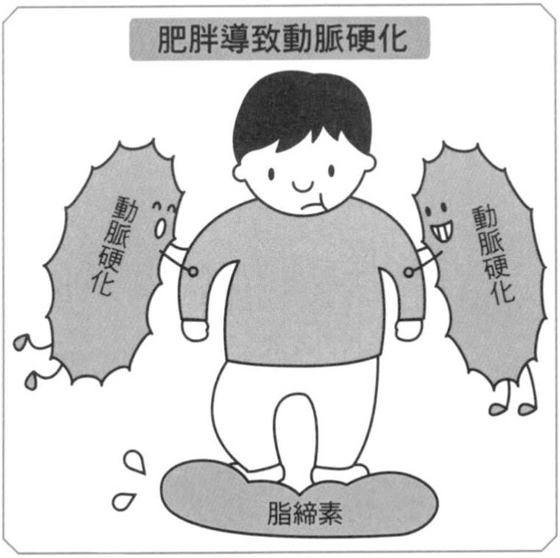

脂肪細胞是分泌荷爾蒙的臟器

近年來的研究發現，脂肪細胞會分泌數種荷爾蒙。因此脂肪細胞現在也被視為臟器的一種。

提到臟器，大家會聯想到心臟或肝臟等，可能會覺得將脂肪塊稱作臟器很奇怪。不過臟器的定義包括了分泌荷爾蒙的細胞組織，脂肪細胞既然也分泌荷爾蒙，當然可以稱作臟器。

脂肪細胞會分泌一種預防動脈硬化的荷爾蒙，稱為「脂締素」。研究顯示肥胖會使得脂締素幾乎完全停止分泌，促使動脈硬化。

內臟一旦囤積脂肪，促進血糖吸收的胰島素效果就會低落（胰島素抵抗性），造成醣類和脂質的代謝異常。

由此也可以看出，生活習慣病是血管和臟器的疾病。

要預防動脈硬化，必須注意下列事項：

・減少動物性脂肪的攝取量。
・避免過量飲食。
・鹽分攝取量應該控制在每天七公克以下。
・戒菸。
・充足的休息與睡眠。如果有壓力應盡快解除。
・定期接受健康檢查。

動脈硬化和生活習慣病的治療關鍵在於早期發現、早期治療。健康檢查通常都會檢查血壓、膽固醇值、三酸甘油脂值和尿酸值等，以確定是否有動脈硬化的現象。

生活習慣病是代謝異常造成的疾病

　由於目前已知肥胖是造成代謝異常並導致生活習慣病的元凶，因此才會產生代謝症候群這樣的新概念。以往對於生活習慣病患者，主要是進行抑制各種疾病症狀的對症療法，但今後的治療重點應該會轉向治療各種生活習慣病的共同原因，也就是代謝異常。

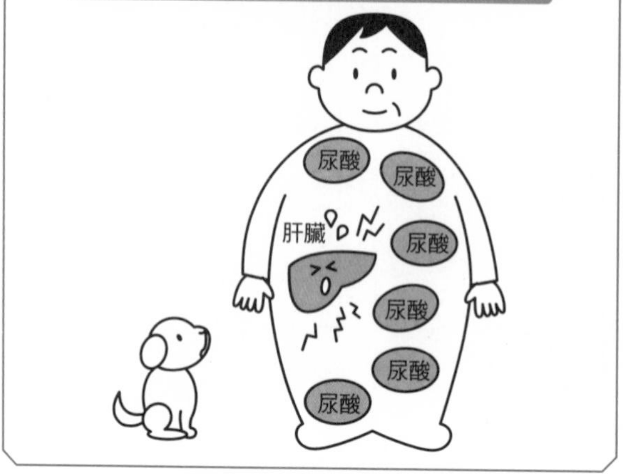

高尿酸血症是代謝異常導致的疾病

　高尿酸血症是因為尿酸代謝異常導致的生活習慣病，自然也屬於代謝症候群的一種。許多患者會同時罹患高尿酸血症和糖尿病，但這兩種疾病分別是由尿酸和血糖這兩種不同的物質所造成的，目前並不了解兩者之所以常併發的原因。

　不過，今後關於代謝的研究若能有進一步的發展，就可以了解高尿酸血症和糖尿病是如何彼此影響及發病，這樣一來就有可能開發出生活習慣病的新治療法。

小知識

胰島素

　胰島素是調節血液中葡萄糖（血糖）含量的荷爾蒙。它是由分布於胰臟的胰島組織分泌至血液當中。

　胰島素能促使血液中的葡萄糖進入身體組織。血中的葡萄糖如果過多，胰島素就會令血糖在肝臟中轉換為肝醣儲存。此外，它也會防止肝臟內儲存的肝醣分解為葡萄糖。

　因此，如果胰臟發生問題而減少分泌胰島素，血液中的葡萄糖就會不斷增加，造成血糖值增高，最終成為糖尿病。

第 2 章

高尿酸血症的症狀及成因

沒有自覺症狀的高尿酸血症

人體內隨時都蓄積著一二〇〇毫克的尿酸。而且身體每天會產生六〇〇～七〇〇毫克的尿酸，並有大約同量的尿酸隨著尿液、汗水和糞便排出體外。這個「尿酸代謝」的過程中，將嘌呤分解為尿酸的工作是由肝臟進行。

目前還不清楚人體內為什麼會蓄存一二〇〇毫克的尿酸。不過尿酸具有防止體內產生活性氧的功用。有人認為男性得到高尿酸血症的人數之所以較高，是因為肌肉量比女性多，因此也較容易產生活性氧的緣故。

當自覺症狀出現，就會成為痛風

即使血液中的尿酸增加，也不會立刻出現自覺症狀。經過血液生化檢查，如果男性尿酸值在七mg／dl以上，女性尿酸值在六mg／dl以上，就被定義為罹患高尿酸血症。即使沒有痛風發作等自覺症狀的高尿酸狀態，也稱為「無症狀高尿酸血症」（這稱呼因為定義不夠明確，因此一般不太常使用）。

高尿酸血症的診斷標準之所以定在七mg／dl以上，是因為血液中可溶解的

小知識

高血脂症

血液中的膽固醇及三酸甘油脂等脂質異常增加，使血液變得黏稠的疾病，稱為高血脂症。

高血脂症的判定標準是體內的總膽固醇值在二四〇mg／dl以上，三酸甘油脂值在一五〇mg／dl以上。

高血脂症的成因是飲食過量、運動不足及肥胖等造成的脂質代謝異常。

一旦罹患高血脂症，動脈便會逐漸硬化，並可

尿酸最大值約是五・七mg／dl，超過這一數值，尿酸就會滲出血管蓄積在關節和腎臟等部位。此階段如果不加以治療，會形成結晶（尿酸鹽），產生發炎反應導致劇痛，並造成腎臟功能低落。

伴隨著足部大拇趾根部等部位劇痛發作的高尿酸血症，就稱作痛風。

會導致痛風發作的尿酸值因人而異，依患者的情況而有不同。

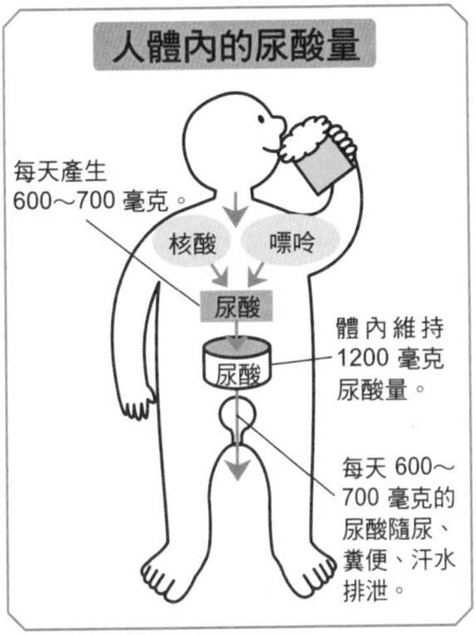
人體內的尿酸量
每天產生600～700毫克。
核酸
嘌呤
尿酸
尿酸
體內維持1200毫克尿酸量。
每天600～700毫克的尿酸隨尿、糞便、汗水排泄。

高尿酸血症與生活指導

當尿酸值超過七mg／dl而被診斷為罹患高尿酸血症，首先，醫生會進行以飲食療法為中心的生活指導，藉以降低尿酸值。

雖然在治療上有個人差異，不過一般而言，只要尿酸值不超過九mg／dl，醫生不會立刻開降尿酸的藥。但如果合併有高血壓、腎臟病、尿路結石、高血脂症等症狀，即使尿酸值只有八mg／dl也可能會進行藥物療法。

尿酸值上升的主要原因，幾乎都是吃太多、過量飲酒、運動不足等造成的內臟脂肪型肥胖，因此往往只需將體重減到標準體重，就可以降低尿酸值。

能合併有高血壓、糖尿病、心臟病、腎臟病、高尿酸血症等。如果有這些併發症，則高血脂症病情可能更加惡化。

國內的高血脂症患者人數在這五十年之間已經增加數倍，其中的原因之一是飲食習慣西化，也就是攝取大量肉類等動物性蛋白質和動物性脂肪。

目前國人的每日攝取總熱量之中，脂質所占的比例約為三四％。研究顯示，當脂質比例超過二五％，罹患大腸癌和乳癌的機率就會急遽增高。

容易罹患高尿酸血症的人

容易增加尿酸的體質

代謝過程是經由種種酵素的作用才能順利進行。因此如果天生欠缺某些酵素，或是酵素功能不良，代謝就無法順利進行。

此外，進行代謝的肝臟或腎臟等臟器如果出現問題，其代謝功能也會隨之低落。

不論是核酸新陳代謝所產生的嘌呤，或是隨著食物進入體內的嘌呤，都會送到肝臟分解（代謝）為尿酸，再排出到血液中。接著血液中的尿酸會經由腎臟過濾、再度吸收之後，與尿液一併排泄到體外。

由上述可知，尿酸的代謝過程有部分受到遺傳的影響，因此就會有天生容易增加尿酸的體質。

不過即使是容易增加尿酸的體質，也未必就一定會得到高尿酸血症。

只要不持續飲食過量、運動不足等容易導致尿酸代謝異常的生活型態，就可以避免高尿酸血症。

小知識

高血脂症的治療

高血脂症的治療目的在降低膽固醇值和三酸甘油脂值。

因此首先要進行飲食療法及運動療法。經過三個月之後，如果膽固醇值和三酸甘油脂值沒有下降，就必須進行藥物療法。但即使開始藥物治療，飲食療法也仍要持續下去。

實施飲食療法，首先必須戒除過量飲食，改善相關生活習慣。

體質就是指遺傳素質嗎？

我們經常使用「體質」這一名詞。譬如「容易生病的體質」、「過敏性體質」、「容易疲倦的體質」等。此外，有時也會用在精神傾向上。

隨著近年分子遺傳學發達，我們已能了解一個人的基本體質是由遺傳因素所決定。

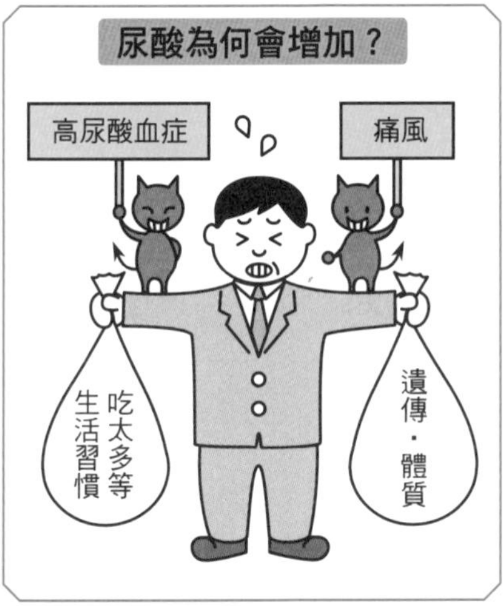
尿酸為何會增加？
高尿酸血症
痛風
吃太多等生活習慣
遺傳・體質

我們的生命活動是經由種種稱為「代謝」的化學反應所進行。在代謝的過程中，除了五大營養素——蛋白質、醣類、脂質、維生素、礦物質——之外，還需要有酵素的作用，才能將隨著食物進入體內的養分轉變為可以讓全身細胞吸收的營養素。

酵素是由二十多種的胺基酸所組成。胺基酸是組成蛋白質的物質，所以酵素也是蛋白質的一種。不過光憑酵素並沒有辦法進行生命活動。

酵素是依遺傳基因的指令所組成。如果基因先天缺損或是有問題，與之對應而組成的酵素就不會存在。如此一來代謝就無法順利進行，因而會導致生活習慣病。

患者在醫生和營養師的指導下，以標準體重為目標，計算每日所需的熱量，並依照個人生活狀況來決定每日應攝取的總熱量。

為了減少膽固醇和三酸甘油脂，必須依照適當的方式進食。

譬如要減少膽固醇，應多吃富含不飽和脂肪酸和纖維素的食物；要減少三酸甘油脂，則應避免吃零食及清涼飲料、酒類等，以免攝取太多糖。

至於藥物療法方面，降低膽固醇會用HMG-CoA還原酶抑制劑等，降低三酸甘油脂則會使用纖維酸類或菸鹼酸等藥物。

高尿酸血症的三種類型

尿酸增加的原因，有可能是因為體內產生過多的尿酸，或是因為尿酸的排泄無法順利進行，此外也有可能是這兩種情況同時發生。

①尿酸產生過多型

人體內隨時都會蓄積大約一二〇〇毫克的尿酸（尿酸池）；身體每天會製造大約六〇〇～七〇〇毫克的尿酸，也會排泄大致同量的尿酸。

女性則是體內蓄積六〇〇毫克的尿酸；每天產生約三〇〇毫克的尿酸，並排泄大致同量的尿酸。

人體內蓄積的尿酸便是藉由這種方式維持一定的量。當這一平衡被破壞，就會罹患高尿酸血症了。

尿酸產生過多型的高尿酸血症，是因為體內每天製造出超過七〇〇毫克的尿酸而導致尿酸值過高的情況。尿酸產生量過多，但尿酸的排泄量卻和平常人無異，因此多餘的尿酸就留在血液中，導致尿酸值過高。

高尿酸血症患者約有一〇%屬於尿酸產生過多型。

小知識

pH（酸鹼值）

pH是表示水溶液酸鹼值的單位。它所標示的是水溶液中氫離子（H＋）的濃度指數。

酸鹼值以pH〇～pH十四的數值來表示。pH七是中性，pH七以下～pH〇是酸性，數值越低酸性越強。

相反地，pH七以上～pH十四則是數值越高鹼性越強。

pH值可以藉由pH試紙或pH檢驗儀測量。

一旦尿酸值超過了七mg／dl，血液中過多的尿酸就會沉積在關節及腎臟等部位。

②尿酸排泄不良型

即使尿酸的產生量正常，但若排泄尿酸的腎臟功能不健全，尿酸的排泄量就會低落。此時無法排泄的尿酸就會滯留在血液中，造成尿酸值上升，形成高尿酸血症。

這一類型的高尿酸血症即是尿酸排泄不良型，大約占了六〇％。

③混合型

尿酸產生過多，同時又無法順利排泄的高尿酸血症，就屬於混合型。大約三〇％的高尿酸血症患者屬於此類型。

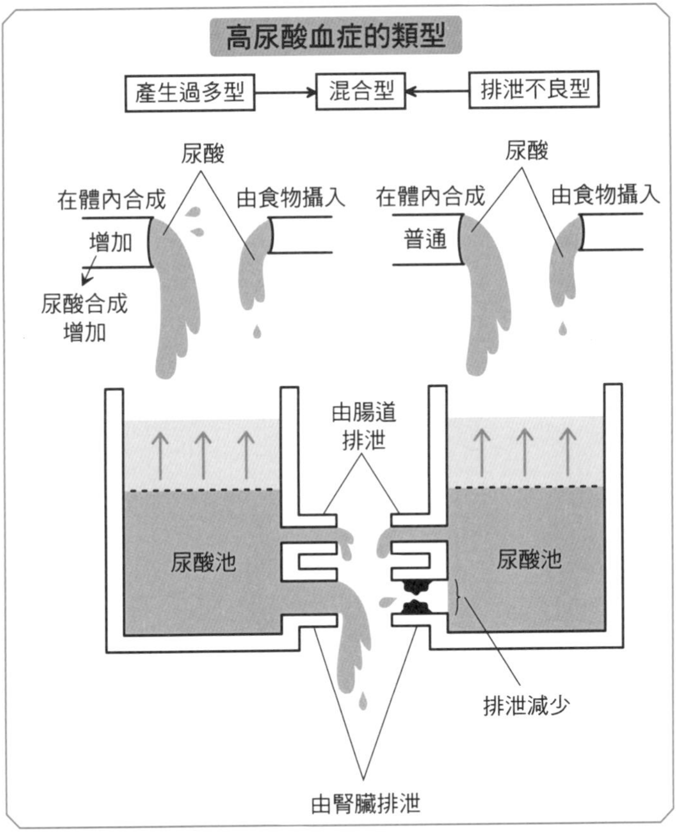

高尿酸血症的治療方針，必須在確定患者屬於上述三種類型的哪一種之後再加以決定。

嘌呤代謝異常症

遺傳造成的高尿酸血症

細胞核酸在新陳代謝過程中被分解而產生嘌呤。當嘌呤代謝時，有許多種酵素參與這段過程。

因此，如果遺傳基因具有缺陷或異常，酵素無法健全運作，就可能產生過多的嘌呤，使尿酸過高，導致高尿酸血症或痛風。

主要的嘌呤代謝異常症，有PRPP合成酶活性亢進症、HPRT缺乏症、腺嘌呤磷酸核糖轉移酶缺乏症等。

由於遺傳基因治療的研究還在開發中，基因和嘌呤異常症之間的關連在現階段尚未能完全闡明。

PRPP合成酶活性亢進症

因為遺傳基因缺損，造成PRPP（phosphoribosyl pyrophosphate）合成酶過度活性化並產生過多嘌呤的疾病。此一疾病會造成尿酸產生過多型的高尿酸血症及痛風。兒童和十幾歲的青少年如果發生痛風症狀，極可能就是罹患此項疾病。

小知識

腦血栓與腦栓塞

因血栓阻塞血管而形成的腦梗塞，依血栓發生的部位不同，病名也會有所不同。

血栓如果產生於腦血管中，阻塞該處血管，稱作「腦血栓」。如果是心臟或頸動脈等腦部以外部位的血管內形成血栓，經由動脈流至腦部，造成腦血管阻塞，則稱作「腦栓塞」。

不過上述分類屬於比較舊式的分類法。現在則

HPRT缺乏症

因為缺乏HPRT（hypoxanthine-guanine phosphoribosyl transferase）這種酵素，使得體內產生過量的嘌呤，導致高尿酸血症或中樞神經異常的疾病。這也是十幾歲以下的人會罹患痛風的原因之一。

腺嘌呤磷酸核糖轉移酶缺乏症

這是因為缺乏腺嘌呤磷酸核糖轉移酶（adenine phosphoribosyl transferase，APRT）此種酵素，導致腎臟功能障礙或尿路結石等的疾病。發病年齡層相當廣，從嬰幼兒到六十三歲都有可能。服用降尿酸藥 allopurinol 可以避免尿路結石和腎臟功能障礙。

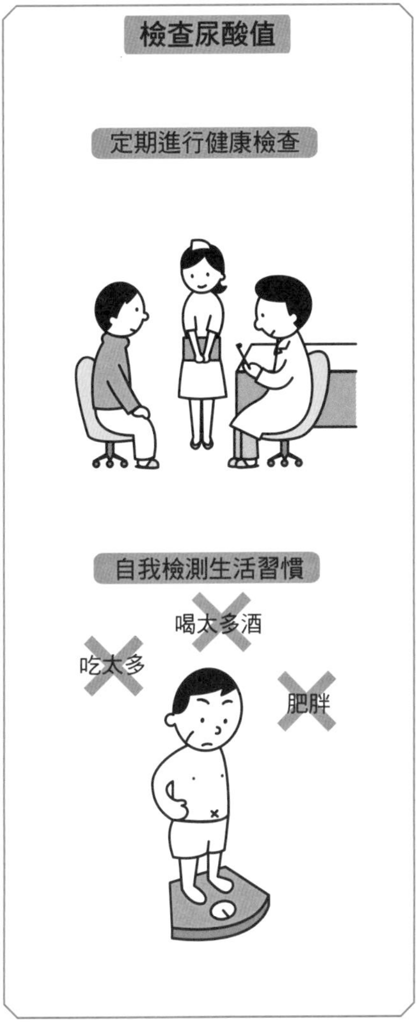

分為「因腦血管異常而發生的腦梗塞」及「導因於心臟病的腦梗塞」這兩種。前者包括「大動脈粥狀硬化性腦梗塞」及「腔隙性腦梗塞」，後者則有「心因性腦梗塞」。

雖然兩種腦梗塞的症狀依梗塞起因部位不同而有異，但主要都是手腳麻痺（感覺障礙）及說話不清楚（語言障礙）等。不過即使是相似的症狀，也會有不同的表現方式。

腦血栓多半是逐漸產生麻痺症狀，而腦栓塞的症狀則是突然發生。這是因為導致腦血栓的血栓是逐漸變大，不會突然阻塞血管；而在腦栓塞的情況中，由心臟流出的大型血栓來到腦部變窄的血管，常常會突然堵住血管。

食物的嘌呤、尿酸含量表㈠

食物	部位	總嘌呤含量 (mg/100g)	換算尿酸量 (依 mol 數)
穀類			
玄米		37.37	43.71
白米		25.92	30.26
胚芽米		34.50	40.35
大麥		44.28	52.11
蕎麥粉		75.92	89.10
麵粉	低筋麵粉	15.66	18.49
	高筋麵粉	25.76	30.26
乾大豆		172.52	201.73
乾小豆		77.59	90.78
豆腐		20.19	23.54
納豆		113.92	132.81
蛋、乳製品			
蛋	雞蛋	0.00	0.00
	鵪鶉蛋	0.00	0.00
乳製品	牛奶	0.00	0.00
	起司	5.72	6.72

食物	部位	總嘌呤含量 (mg/100g)	換算尿酸量 (依 mol 數)
蔬菜類			
菠菜		54.54	63.88
白色花椰菜		57.24	67.24
乾香菇		379.50	448.85
滑菇		28.46	33.62
金針菇		49.37	58.84
肉類			
豬肉	頸部	70.50	85.74
	肩膀	81.38	99.18
	腹部	75.81	92.46
	小里肌	119.74	146.26
	大里肌	90.90	110.95
	肝臟	284.76	331.18
	舌頭	104.00	126.08
	心臟	119.16	144.57
	腎臟	194.99	231.99
牛肉	頸部	100.64	121.04

※下接 98 頁。（資料參考：日本痛風．核酸代謝學會〈高尿酸血症與痛風的治療指南〉）

第 3 章

高尿酸血症的檢查及治療

高尿酸血症應該求診哪一科？

無自覺症狀患者先求診內科

因為高尿酸血症沒有自覺症狀，許多患者都是在健康檢查、住院檢查或是檢查其他生活習慣病的時候，才發現尿酸值過高的事實。

大家應該要隨時掌握自己的尿酸值、血壓、肝指數GOT（AST）和GPT（ALT）、三酸甘油脂值及膽固醇值、體重等，才能作好健康管理。

如果沒有特別的自覺症狀，目前也並未因其他生活習慣病接受治療，不妨先到內科進行血液檢查。此時可以告訴醫院：「我想知道自己的尿酸值，請幫我檢查。」或是：「請幫我做健康檢查。」尿酸值的檢查通常都會包含在血液生化檢查項目中。

在進行血液檢查之前，如果被問及「有沒有任何自覺症狀」，應坦白告訴醫生有關自己的健康狀態。部分醫院也可能會一併進行尿液檢查。

血液檢查不僅可以測量尿酸值，也能確認肝臟及腎臟等臟器的健康狀態，因此有可能發現其他的身體異常狀況。

小知識

內分泌①

我們的身體會製造種種化學物質，以維持生命。

內分泌是指由內分泌腺分泌的化學物質（荷爾蒙）不經由導管而直接釋入血液的現象。將內分泌物質運送到全身的系統，就稱為「內分泌系統」。

相對地，如汗水、唾液等分泌物是經由導管（汗腺、唾液腺）泌出，就屬於外分泌。

內分泌系統和神經系

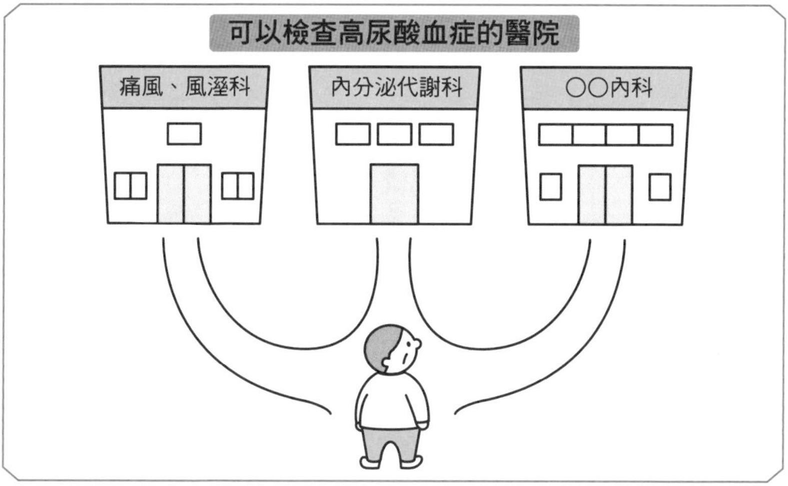

尿酸值過高，應請痛風專科醫生檢查

血液檢查的結果，若發現尿酸值過高，應該盡可能找痛風或高尿酸血症的專科醫生檢查。

尿酸值如果在七mg／dl以上，就屬於高尿酸血症，應立刻接受治療。在這一階段，只要藉由飲食療法和運動療法消除肥胖，尚有可能降低尿酸值回復正常；但如果放任不管，不久就會出現痛風的症狀。

尿酸值如果在九mg／dl以上，出現痛風症狀或是其他併發症的可能性更大，因此必須立刻進行藥物療法來降低尿酸值。此時請儘速前往有痛風專科醫生的醫院接受治療。

統同樣擔負起維持人類生命活動、控制身體功能的重要角色。

內分泌物質稱作荷爾蒙（激素）。人類的荷爾蒙是在腦下垂體、松果體、甲狀腺、副甲狀腺、胰臟、腎上腺、性腺（卵巢、睪丸等）、消化道等部位製造。這些荷爾蒙作用在不同的臟器，並有各自專職的功用。

進行內分泌的臟器（腺）稱為內分泌腺或內分泌器官。荷爾蒙是腦、神經及生殖器運作時不可或缺的物質，它的作用包括傳達神經訊息、控制生殖功能等。

原發性高尿酸血症和續發性高尿酸血症

高尿酸血症的分類

依據尿酸增加的原因，高尿酸血症可以分作下列兩類：

①原因不明的「原發性高尿酸血症」

所謂「原發性」，是指患者沒有罹患其他疾病（腎臟病、血液疾病等），卻呈現尿酸值過高的狀態。除了因為先天缺乏分解嘌呤所需的酵素而導致的原發性高尿酸血症之外，還有許多發病原因不明的情況，稱為「特發性高尿酸血症」。

高尿酸血症患者大約有九五％屬於原發性高尿酸血症。

②原因明確的「續發性高尿酸血症」

因為其他疾病導致尿酸值過高，稱為「續發性高尿酸血症」。

此類型的高尿酸血症可能兼有腎臟病、糖尿病等生活習慣病，或是因為吃太多、飲酒過度、激烈運動及藥物的副作用等導致發病。

近年來，高尿酸血症往往不再以屬於原發性或是續發性來作分類，但醫生在考慮高尿酸血症與痛風的病狀（患者

小知識

內分泌②

由內分泌腺排出的荷爾蒙，進入血液之後循環到全身，分別和具有該荷爾蒙受器的細胞結合並發生作用。

內分泌腺所分泌的荷爾蒙主要有下列幾種。

①下視丘
・皮釋素
・甲釋素
・生長素釋素

②腦下垂體
・生長素
・腎上腺皮質促素

疾病的成因結構）、選擇治療方式時，仍舊必須了解其間的差異。

不過，無論是原發性或是續發性的高尿酸血症，都是因為尿酸產生和排泄兩方面的平衡出現問題，使得尿酸值過高才會發病。因此現在比較常依據使尿酸增加的構造，將高尿酸血症分成三種類型來說明。

關於這三種類型——也就是「尿酸產生過多型」、「尿酸排泄不良型」及「混合型」，請參照第二章「高尿酸血症的三種類型」。

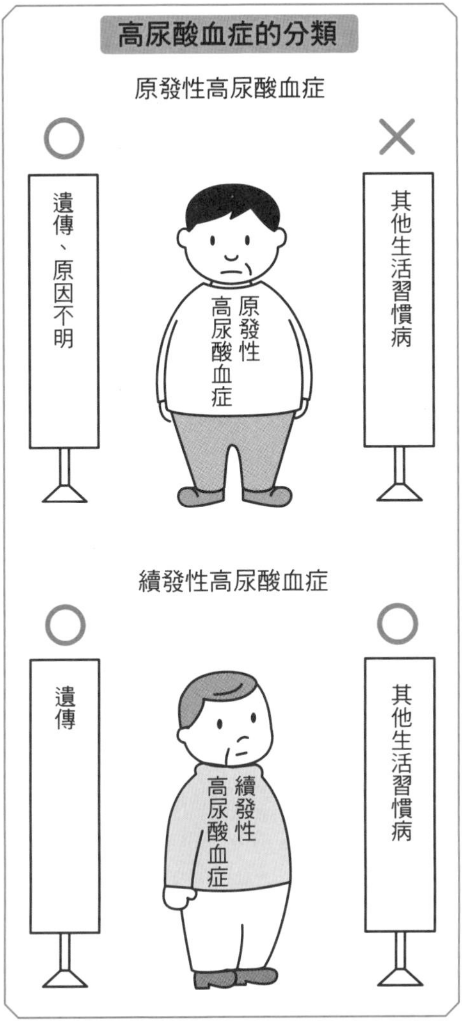

・甲促素
・性促素
③松果體
・褪黑激素
④甲狀腺
・甲狀腺荷爾蒙
⑤副甲狀腺
・副甲狀腺荷爾蒙
⑥腎上腺
・雄激素
⑦胰臟
・胰島素
⑧卵巢
・雌激素
・黃體素
⑨睪丸
・雄激素

無症狀高尿酸血症

沒有自覺症狀的高尿酸血症

罹患高尿酸血症，隨著尿酸值增加逐漸出現自覺症狀，並產生劇烈疼痛。依照病情發展到不同的階段，病名也會隨之改變。

尿酸值在七mg／dl以上，就屬於「高尿酸血症」。高尿酸血症如果沒有自覺症狀，就稱為「無症狀高尿酸血症」。但當尿酸持續增加以致造成劇烈疼痛，此時就稱作「痛風」。

痛風症狀發作的尿酸值及時期，會因人而異。

一般而言，高尿酸血症也包含了無症狀高尿酸血症。無症狀高尿酸血症的患者屬於痛風的前一階段，這意味著他們是「痛風高危險群」。不過最近已經不太傾向使用「無症狀高尿酸血症」這樣的稱呼了。

除此之外，依據尿酸值的高低變化，會有如左頁表列的不同病名。不過此處標示尿酸值與病名之間的關係只能當作參考用，病名與對應的數值大小並不是絕對的。

小知識

尿素

雖然尿素和尿酸兩者都有一個「尿」字，產生的過程也有相似之處，不過兩者卻是完全不同的物質。

我們體內攝入動物性蛋白質等氮化合物後，代謝分解剩餘的最終物質，稱作「尿素」。因為可從尿液中找到，所以有此名稱。人體一天會製造大約三〇公克的尿素。

至於尿酸，則是嘌呤代謝分解後的最終產物。

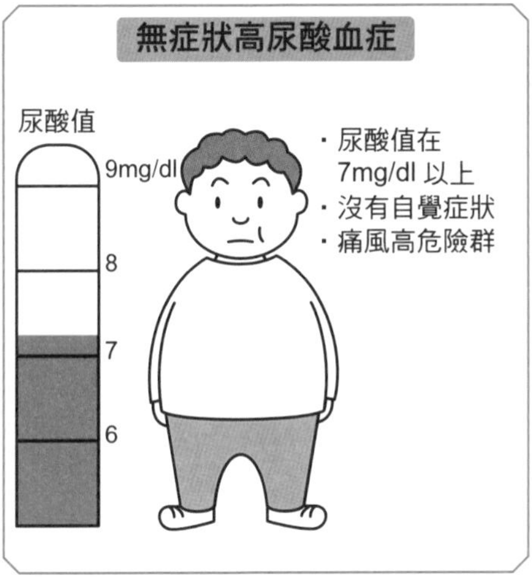

尿酸值(mg/dl)	病名
1 以下	遺傳性腎性低尿酸血症
1.1～2.9	腎性低尿酸血症
3～7	正常
7.1～7.9	無症狀高尿酸血症
8～9.9	痛風
10 以上	嚴重痛風、遺傳性痛風、慢性腎衰竭

至於尿酸值低落的低尿酸血症，則可能是先天性的尿酸代謝異常或是使用降尿酸藥的結果，應當接受專科醫生的檢查。

無症狀高尿酸血症的治療

診斷出無症狀高尿酸血症之後，不能因為沒有自覺症狀而放任不管，仍必須接受治療。

尿酸值如果超過七mg／dl，醫生首先會指示患者藉由飲食療法和運動療法改善肥胖的情況，以及提供降低尿酸值的生活指導。另外，根據患者的體質和尿酸值狀態，也可能會同時進行藥物療法。療程中應該每三個月左右檢查一次尿酸值，觀察後續發展。

因此兩者的另一個共通點，就是都屬於代謝的最終物質。

尿素能保持肌膚潤澤，因此可用於製作化妝水等。這是因為尿素是氫的化合物，具有與空氣中的氧結合來保持水分（保濕）的性質。

高尿酸血症的檢查及診斷

高尿酸血症的檢查，包括尿酸值檢查、尿中尿酸排泄量檢查、尿酸廓清率檢查、肌酸酐廓清率檢查等。

尿酸值（血清尿酸值）檢查

要調查是否罹患高尿酸血症，首先要進行血液生化檢查來檢測尿酸值。尿酸值如果在七mg／dl以上，不分性別和年齡，都會被診斷為高尿酸血症。不過即使尿酸值比七mg／dl略微高些，屬於高尿酸，也無須立刻開始進行藥物療法。這點請各位務必了解。

目前在進行尿酸值檢查時，會使用酵素「尿酸酶」，可以得到相當精準的檢查結果。

這種酵素檢查法，是利用尿酸遇到尿酸酶會發生氧化反應而產生尿囊素、二氧化碳及過氧化氫的特性。檢查過程中，會讓經由尿酸酶反應所產生的過氧化氫形成有色物質，再由顏色來測定尿酸值。

酵素檢查法的精準度相當高，檢查機構之間的差異也比較少，因此已經成為尿酸值的標準檢查法。

小知識

尿酸酶

尿酸值檢查中所使用的尿酸酶，是一種幾乎存在於所有哺乳類動物體內的酵素。它的功用是將尿酸分解為易溶於水的尿囊素。

但人類大概是在演化的過程中因突變而喪失了這個酵素。如果人體內仍舊具有尿酸酶，大概就不會苦於尿酸值異常增高所導致的痛風及高尿酸血症了。

除了人類之外，目前

不過即使是正常飲食且身體健康的人，其尿酸值在凌晨也會增高一mg／dl左右，到了傍晚則會降低。有時尿酸值也會受到氣溫的影響。

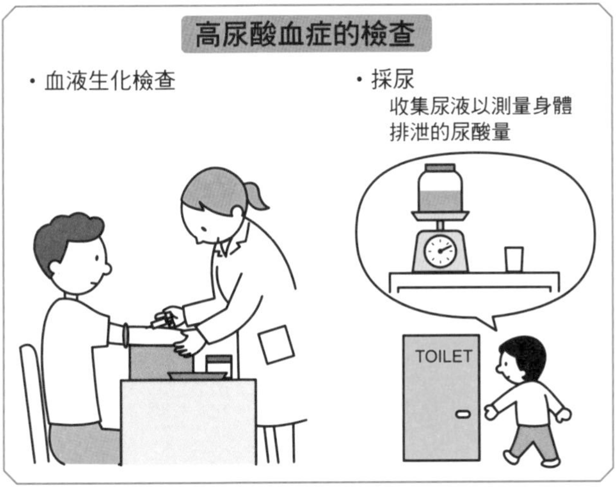

此外，吃了富含嘌呤的食品，或是飲酒，都會使尿酸值增高；攝取動物性蛋白質則會使尿酸值降低。由於尿酸值具有上述這些變動因素，為了得到精確的檢查結果，應該多檢查幾次，觀察其間的經過再下診斷。

高尿酸血症成因的檢查

一旦得知罹患高尿酸血症，為了決定接下來的治療方針，最好能夠檢查尿中尿酸排泄量、尿酸廓清率及肌酸酐廓清率，找出導致尿酸值增高的原因。

①尿中尿酸排泄量

測量一天所排泄尿酸量的檢查，藉以判斷成因屬於尿酸產生過多型或尿酸排泄不良型（請參照第三十頁）。

已知大麥町犬體內也沒有尿酸酶。因此大麥町犬也和人類一樣有可能罹患痛風。狗的習性是會在電線桿等地方撒尿，留下自己的氣味，因此牠們如果罹患高尿酸血症，導致尿路結石，大概會感受到人類無法體會的苦惱吧！

檢查方式是要儲存一天二十四小時所排泄的所有尿液，以測量尿中的尿酸含量。尿酸含量如果在四〇〇mg／日以下，就會被診斷為尿酸排泄不良型；如果在八〇〇mg／日以上，就屬於尿酸產生過多型。介於兩者之間就是混合型。

如果儲存二十四小時的尿液會造成患者負擔而不易達成，部分醫療機構也可能會選用上午空腹時二～四小時排泄的尿液來測量尿酸，再換算成二十四小時的尿中尿酸排泄量。

②尿酸廓清率

這一項目是要檢查腎臟排泄尿酸的能力。在進行檢查的六十分鐘前要先喝水；六十分鐘後抽血並採取尿液，測量血中和尿中的尿酸濃度。

③肌酸酐廓清率

這一項目是要檢查腎小球的過濾能力。肌酸酐是血中的胺基酸（蛋白質）被用作能源之後所剩下的廢物。肌酸酐經腎小球過濾之後，幾乎不會再由腎小管吸收，因此藉由比較血液中的肌酸酐濃度和尿液中的肌酸酐濃度，就可以知道腎小球在一定時間內共過濾了多少的廢物。

進行這項檢查之前，要先喝五〇〇毫升的水，經過一小時後將蓄積的尿液完全排出。過了三十分鐘，抽血測量血液中肌酸酐的濃度；再過三十分鐘，採尿測量尿液中肌酸酐的濃度。從上述數據可計算出腎臟每分鐘將多少肌酸酐從血液中排到尿中。

小知識

胺基酸

胺基酸是構成生物生命泉源的重要物質，它既供作人體的細胞、荷爾蒙、酵素等的原料，也是地球上最古老的營養成分。

五大營養素之一的蛋白質，也是由二十種的胺基酸所構成。

人體內大約六〇％是水分，二〇％則是胺基酸（包括蛋白質在內）。

地球上已經發現的胺基酸大約有五百種，不過人體內約十萬種的蛋白質，卻僅僅由其中二十種胺基酸構成。

這二十種胺基酸如下：色胺酸、纈胺酸、異白胺酸、羥丁胺酸、離胺酸、苯丙胺酸、白胺酸、肌酸酐廓清率正常值八〇～二〇〇ml／分鐘，肌酸酐正常值則是〇・七mg／dl。

分析這些檢查的結果，診斷出高尿酸血症的類別之後，才能確定要使用哪種藥物治療。

高尿酸血症的檢查

檢查名稱	檢查方式
尿酸值檢查（血清尿酸值檢查）	抽血之後進行血液生化檢查，測量尿酸值（血清尿酸值）。尿酸值如果在 7mg/dl 以上，就會被診斷為高尿酸血症。
尿中尿酸排泄量	這項檢查是要測量一天所排泄的尿酸量，藉以判斷患者屬於尿酸產生過多型或是尿酸排泄不良型。患者必須儲存一天 24 小時排泄的所有尿液來測量尿酸量。尿酸含量如果在 400mg／日以下，就屬於尿酸排泄不良型；在 800mg／日以上，就屬於尿酸產生過多型；介於兩者之間則屬於混合型。部分醫療機構會取 2～4 小時之間排泄的尿量來測量尿酸，再換算成 24 小時的尿中尿酸排泄量。
尿酸廓清率	這是腎臟排泄尿酸能力的檢查。在檢查前 60 分鐘先喝水，60 分鐘後進行抽血及採尿，測量血液中的尿酸值和尿液中的尿酸濃度。
肌酸酐廓清率	這是腎小球過濾能力的檢查。肌酸酐是血液中的胺基酸當作能源使用後所剩下的廢物。只要比較血液中的肌酸酐濃度和尿液中的肌酸酐濃度，就能知道腎小球過濾廢物的能力。檢查前要先喝 500 毫升的水，經過 1 小時後將體內的尿液完全排出。過 30 分鐘後抽血測量血中肌酸酐的濃度，再過 30 分鐘採尿測量尿液中的肌酸酐濃度。從這些數據可以計算出腎臟每分鐘將多少肌酸酐從血液中排到尿中。

甲硫胺酸、組胺酸、麩醯胺酸、酪胺酸、精胺酸、半胱胺酸、甘胺酸、麩胺酸、丙胺酸、絲胺酸、天冬胺酸、脯胺酸、天冬醯胺酸。

高尿酸血症的治療

是否需要治療 通常取決於尿酸值

一旦得知罹患高尿酸血症，就要根據尿酸值來確立治療方針。

①尿酸值在七mg／dl以上未滿八mg／dl

此階段會藉由飲食療法及生活指導來抑制尿酸產生，降低尿酸值。尿液的pH值如果在六以下，成為酸性尿，可能是腎臟和尿道發生問題，因此必須進行尿路管理。

②尿酸值超過八mg／dl

如果患者經過飲食療法和生活指導後，尿酸值仍舊超過八mg／dl，常會開始進行藥物療法，但並非絕對必要。

③尿酸值超過九mg／dl

此階段即使沒有發作症狀，通常也會改用藥物療法。

降低血清尿酸值的藥，根據尿酸值增高的類型分成兩種（請參照第五十五頁）。

上述的治療都是在沒有其他併發症也沒有痛風的情況下進行。如果有腎臟病、糖尿病等併發症，或是已經出現痛風症狀，就必須加入對這些疾病的治

小知識

必需胺基酸

人體所需要的蛋白質是由二十種胺基酸所組成。其中有九種無法在人體內自行合成。

這些胺基酸需藉由飲食等方式自外部補充，因此稱作「必需胺基酸」。包括：精胺酸、甲硫胺酸、苯丙胺酸、離胺酸、纈胺酸、羥丁胺酸、色胺酸、白胺酸、異白胺酸等九種皆屬於此類。

食物中的蛋白質，會在腸內分解為胺基酸後再

療，治療內容也會改變。

此外，即使進行藥物療法，仍舊必須持續進行飲食療法及改善生活習慣。如果尿酸值降低，經過醫生判斷也可能停用藥物療法。

原則上，藥物療法應該是會終生持續。不過藥量即使逐漸減少，仍可以控制尿酸值。

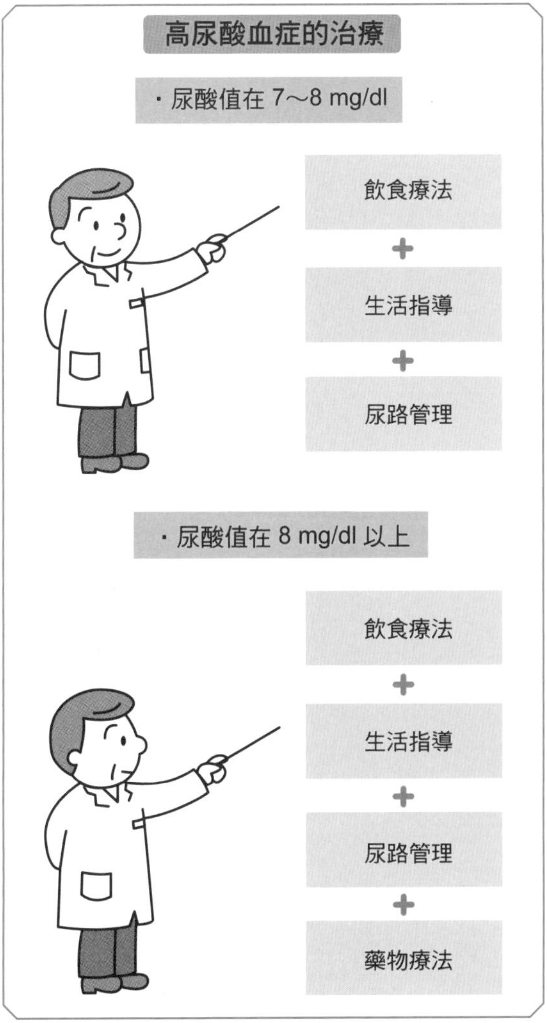

吸收。

近來市面上也出現胺基酸的營養劑。不過一般而言，只要三餐能正常進食，並不需要額外服用胺基酸營養劑來補充。

即使攝取過多的胺基酸，多餘的胺基酸也會分解排出體外，因此不用特別擔心。

尿路管理（高尿酸血症）

什麼是尿路管理？

人體每天排泄的尿酸中，大約有四分之三是由腎臟過濾、溶解於尿液中排出體外。

所謂「尿路」，就是指從腎臟經由輸尿管、膀胱到尿道的這一段尿液通行路徑。

尿酸值如果超過七mg／dl，成為高尿酸血症，腎臟及尿酸排泄時所經過的尿路就容易發生問題。

這是因為高尿酸血症患者的尿液常常會呈現酸性，而尿酸又不容易溶解於酸性的尿液中。沒有溶解的尿酸便會形成結晶，妨礙腎臟的功能，或是在尿路產生結石。

為了避免尿酸侵襲，必須注重尿路的保養。這就稱為「尿路管理」。

實施尿路管理，應該和醫師討論過後，由病患自行測量尿液酸鹼度（pH值）並積極進行。

測量尿液酸鹼值的試紙，可以在藥局購得。患者先向醫生確認使用方式之後，再來測量尿液的酸鹼度。

小知識

腎臟病

在腎臟病初期，並沒有明顯的自覺症狀。因此當水腫及血壓上升等症狀出現時，病情往往已經相當嚴重了。

這是因為腎臟和肝臟一樣，具有相當大的儲備能力。

即使自認身體健康，腎臟病仍舊有可能在不知情的狀況下惡化。因此應定期做健康檢查，檢查腎臟的功能。

腎臟病的徵兆首先出

pH是表示水溶液中氫離子濃度的指數。pH七是中性，不滿pH七是酸性，超過pH七則是鹼性。

健康的人其尿液酸鹼度通常介於pH六～七之間。若在pH六以下，就屬於酸性尿。

尿路管理的方式

尿路管理的重點有兩項——增加尿量和避免尿液酸化。

①增加尿量

平常我們每天大約補充一～一・五

腎臟與尿路

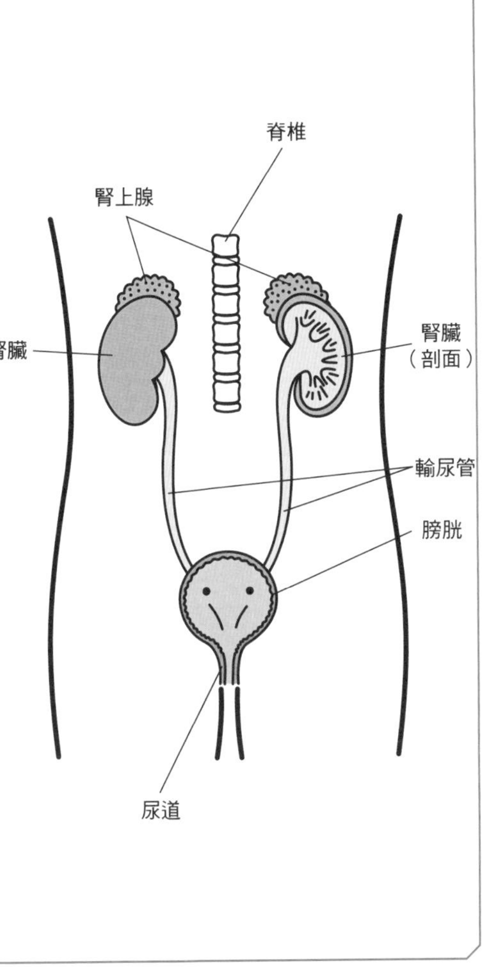

現在尿液。如果沒有進行劇烈運動，尿量卻變得極少，或是尿液持續呈現混濁的顏色，就必須及早到腎臟內科或泌尿科就診。

當腎臟病惡化導致腎衰竭，喪失腎臟功能，就只能依靠人工透析或腎移植等治療方式了。

尿酸值如果過高，就會造成腎臟功能低落。因此腎臟病是常常和痛風併發的生活習慣病。

當診斷出高尿酸血症或痛風時，應立即進行腎臟檢查，確認腎臟功能是否正常。

過濾血液中廢物的腎小球，是由微血管聚集而成的器官，一旦被破壞就幾乎無法再生。

此外，因為人體左右各有一顆腎臟，即使腎臟公升的水分，並排泄大約一・五公升的尿液。

至於高尿酸血症患者，為了避免尿液變為酸性，每天應攝取兩公升以上的水。當排尿量增加，排泄的尿酸也會增多，尿酸值便會下降。

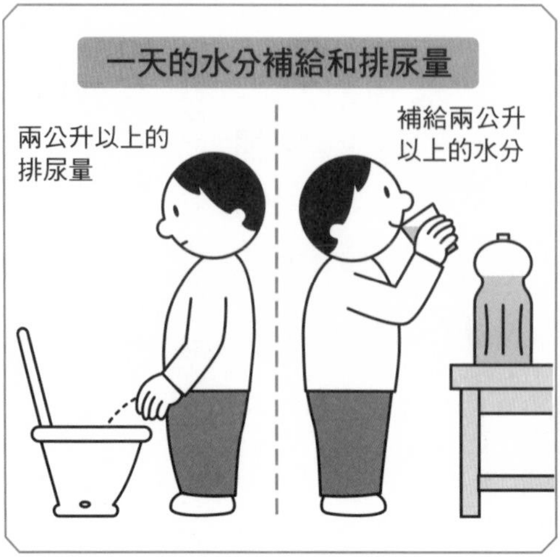
一天的水分補給和排尿量
補給兩公升以上的水分
兩公升以上的排尿量

不過請注意，重點是要讓排泄的尿量在兩公升以上。

此外，從汗水排泄的尿酸量很少，因此在夏季等容易出汗的時候，應特別注意不要讓尿量減少。

②避免尿液酸化

首先調整飲食，攝取均衡的營養。如果持續一陣後尿液pH值仍沒有改善，就應服用幫助尿液鹼化的藥（檸檬酸鉀、檸檬酸鈉等藥劑），以促使尿液變為鹼性。

從前中和胃酸時會使用小蘇打。不過因為小蘇打當中含有鹽分，可能使高血壓、心臟病和腎臟病惡化，因此現在已經不再使用。目前多改用檸檬酸類的藥物。

出現問題，也可以藉由其他組織掩護，所以不太容易出現自覺症狀。

為了及早發現腎臟病，最重要的還是要定期接受健康檢查。

高尿酸血症的飲食療法

高尿酸血症飲食療法的重點，在於避免過量飲食導致營養過剩，而且預防肥胖。對尿酸值介於七~八mg／dl的患者，就會採取飲食療法來進行降低尿酸值的治療。

改善肥胖

高尿酸血症的治療以飲食療法為中心。這是因為高尿酸血症的成因多半是吃太多及運動不足所導致的肥胖。肥胖會升高尿酸值，促進高尿酸血症。不過請別忘了這裡指的是量重於質。

飲食療法的目的，是藉由控制一天攝取的總熱量，以達到自己的「標準體重」。

標準體重則是以「身體質量指數」BMI來計算。

標準體重（公斤）＝二十二（BMI）×身高（公尺）×身高（公尺）

根據統計結果顯示，那些BMI指數是二十二的人，比較不容易罹患生活習慣病，且大多身體健康。這項計算方式的根據便在於此。

譬如一個身高一七〇公分的人，他

小知識

BMI指數計算公式

體重（公斤）÷身高（公尺）÷身高（公尺）

的標準體重是：

二十二×一・七（公尺）×一・七（公尺）＝六十三・五八（公斤）

也就是說，身高一七〇公分的人，體重只要保持在六十三・五八公斤，就不容易罹患生活習慣病。

我們每日應攝取的總熱量，是以標準體重每公斤二十五～三〇大卡來計算。也就是說，標準體重六十三・五八公斤的人，每天應攝取大約一六〇〇～一九〇〇大卡的熱量。

減重時應以一個月減掉兩公斤左右為目標。如果一定要減重五公斤以上，請在醫生的指導下進行。

激烈的運動會增加嘌呤，應盡量避免

高尿酸血症常伴隨著肥胖的現象。因此患者除了接受飲食治療，醫生也可能會建議要多運動。這時一定要詢問醫生適合做什麼樣的運動，以及運動的時間長短。

如果擅自選擇激烈的運動來降低體重，體內會大量燃燒一種稱為「三磷酸腺苷」（ATP）的能源物質，釋出其中的嘌呤，使嘌呤增加許多，反而會增高尿酸值。

此外，因為流汗喪失水分，尿酸排泄無法順利進行，便會蓄積在體內。因此運動之後一定要補充水分。

足球和格鬥術（柔道、跆拳道、摔角等）之類的無氧運動，會製造大量嘌呤；至於像健走或輕鬆的慢跑等有氧運動，所產生的嘌呤就比較少。過度劇烈的運動有可能會傷害脊椎或關節，因此

小知識

三大腎臟病

三大腎臟病是指急性腎炎、慢性腎炎和腎病症候群。

①急性腎炎

腎炎是因為腎小球發炎，使其過濾血液中廢物及水分的功能低落所造成的疾病。腎炎可分為急性和慢性兩種。

急性腎炎常見於青春期之前的孩童，但隨著年齡增加，發病機率也會降低。

在罹患感冒或扁桃腺炎之後十天左右，會突然出現血尿或是尿量減少的症狀。有時臉部也會水腫。

急性腎炎並沒有特效藥。只要安靜休養，持續營養的飲食，大約一個月

必須多加注意。運動療法應慎重進行，避免傷害肩膀或腰部等部位。理想的運動是水中步行。

計算自己的標準體重，便知每日應攝取總熱量

●標準體重計算公式
身高(m)×身高(m)×22＝標準體重

→

●每日應攝取總熱量
標準體重×（25～30大卡）

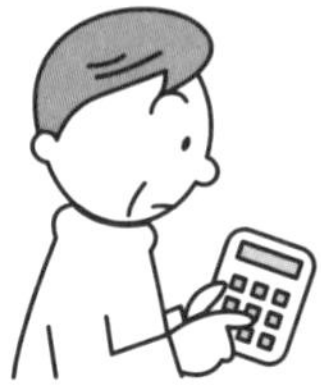

含有嘌呤的食品

從前的飲食療法會指導患者避免吃肝臟、魚類精巢、魚卵等嘌呤含量高的食品。不過近年來的研究顯示，隨著食物進入體內的嘌呤，幾乎都是經由腸分解，與糞便一同排出體外。因此一般的飲食療法已經不再限制嘌呤含量高的食物了。

酒類最好還是少喝

即使只喝少量的酒，也會增高尿酸值。因此飲酒前最好先詢問醫生適不適宜喝。

至於一天適當的飲酒量，啤酒應以五〇〇毫升一罐為上限，日本酒則以一合（約一八〇毫升）為宜，葡萄酒是兩

之後就可以完全康復。

②慢性腎炎

急性腎炎的症狀如果持續一年以上，或是血尿及蛋白尿等尿液的異常現象持續一年以上，就會被診斷為慢性腎炎。

慢性腎炎是腎臟病當中最常見的疾病。它的特點是難以根治。

主要的慢性腎炎包括：潛在型慢性腎炎、高血壓型慢性腎炎、腎變性病型慢性腎炎及腎衰竭型慢性腎炎等。

慢性腎炎也沒有特效藥。發生水腫時的治療方式是藉利尿劑增加尿量，促進血液中廢物排泄。

③腎病症候群

這是因為腎小球微血管的穿透性發生異常而增大，排出原本無法穿透的

杯，燒酒是三分之二合，雙份威士忌是一杯（約六〇毫升）。

啤酒所含的嘌呤量，大約是日本酒一合的十五倍，雙份威士忌一杯的三百倍，葡萄酒兩杯的三十倍。由此可見，它的嘌呤含量比其他酒類多了許多。

在此要提醒各位注意的，不是飲酒攝入的嘌呤量，而是酒精本身會影響到尿酸的合成及排泄。從酒類攝入的嘌呤量與體細胞合成的嘌呤量相較，可說是相當微量。因此問題不在於酒類含有的嘌呤多寡，而是酒精本身。

蛋白質所造成的疾病。因此患者血液中的蛋白質會減少，尿液中的蛋白質則會異常增加，出現水腫及高血脂症等併發症。

腎病症候群包括類脂質腎病症候群、續發性腎病症候群等。

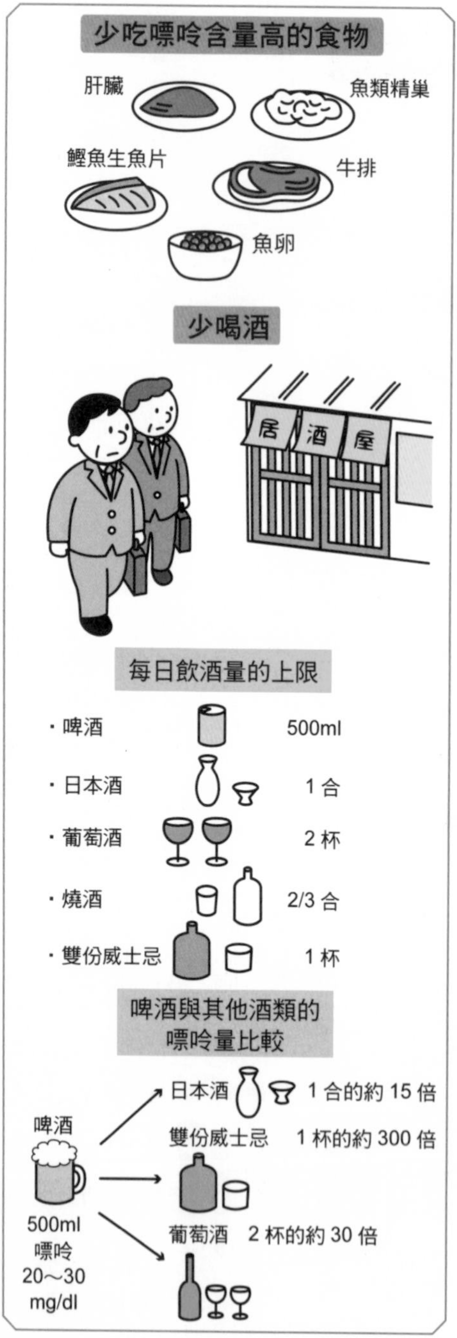

高尿酸血症的藥物療法

不同類型的高尿酸血症用藥有別

一般而言，如果進行飲食療法後，尿酸值仍舊沒有下降且超過八mg／dl，就會開始進行藥物療法。

使用的藥物依照尿酸值上升的類別有所不同。

①尿酸產生過多型

針對容易產生過量尿酸的高尿酸血症類型，會使用抑制尿酸形成的藥物，如降尿酸藥 allopurinol 等。

②尿酸排泄不良型

針對尿酸排泄不良的高尿酸血症類型，會使用促進尿酸排泄的藥物，如 probenecid、benzbromarone 等。另外也必須使用尿液鹼化劑。

③混合型

針對混合型高尿酸血症的患者，會依症狀搭配使用尿酸產生過多型和尿酸排泄不良型的藥。

進行藥物療法同時仍須持續飲食療法

進行藥物療法之後，尿酸值會降回正常範圍。但是不可以因此而擅自決定

小知識

腎臟的構造

腎臟位於腹內比肚臍稍高的位置，以脊椎為中心左右各有一顆。右邊的腎臟因為接近肝臟，比左邊的腎臟略低。

成人的腎臟約如拳頭般大小，長約十公分，寬約五～六公分，厚度約四公分。腎臟重一三〇～三〇〇公克，形狀類似蠶豆，表面顏色是赤褐色。

腎臟有腎動脈和腎靜脈，每分鐘大約有一公升的濁血進入腎臟。待腎小

停藥，或是減少服用的藥量。

藥物療法應該切實遵守醫生的指示進行。

此外，視藥物的功效和副作用等情況，有時可能必須換藥。因此應定期接受檢查，掌握自己的症狀變化。如果發現任何異常的自覺症狀，應立即請醫生診察。尤其是治療開始後的半年之內，最容易出現藥物的副作用，所以最好每個月檢查尿酸值及肝功能等項目。

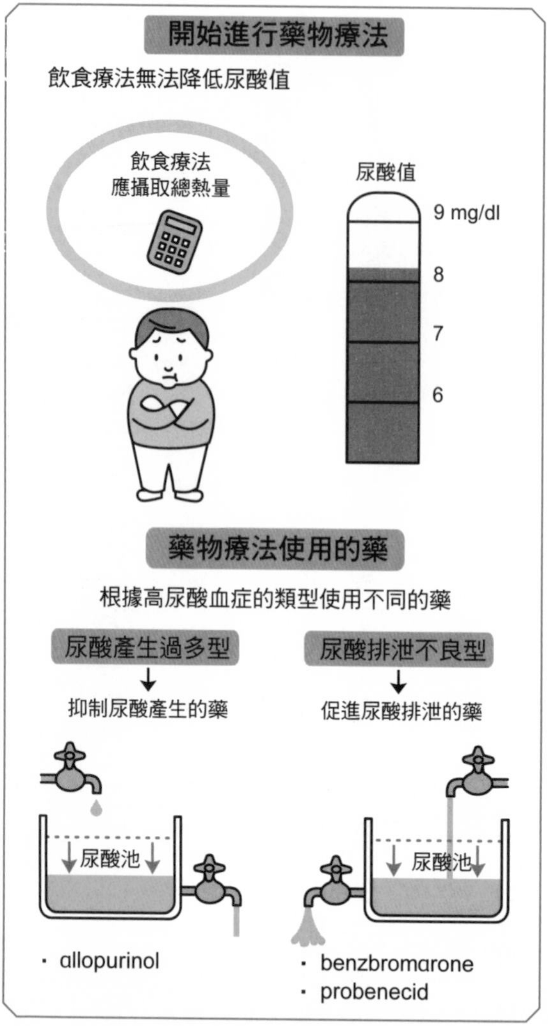

球過濾血液中的廢物和水分之後，潔淨的血液再由腎靜脈排出。

經由腎小球過濾的原尿進入腎小管後，其中所含身體需要的水分及養分會先被吸收，殘餘的尿再送到膀胱。

如果將腎臟縱向剖開，可以看到外側是腎小體聚集的皮質，內側則是放射線構造的髓質。腎小體是由腎小球及包覆其外的腎小囊（鮑氏囊）所形成的球狀組織。

一顆腎臟裡大約有一百萬個腎元。每個腎元由腎小體和腎小管組成，是腎臟形成尿液的結構和功能單位。

高尿酸血症患者容易併發的生活習慣病

生活習慣病的誘因有許多共通點

高尿酸血症容易併發的疾病是腎臟功能障礙和尿路結石。尿路系統是過濾及排泄血液中尿酸的臟器和器官，因此尿酸值越高，尿路越容易受到尿酸和酸性化的尿液影響而發病。

尿酸沉積在腎臟，就會使腎臟功能低落並發生問題。高尿酸血症如果惡化，就會演變成腎衰竭，至此就得進行人工透析（洗腎）。因此尿路管理是高尿酸血症的治療不可或缺的一環。

高尿酸血症的成因，主要是由於吃太多及運動不足等持續熱量攝取過量造成的肥胖，導致尿酸代謝異常，尿酸值偏高。

如果因為持續過量飲食而肥胖，除了導致尿酸代謝異常之外，膽固醇等脂質和醣類的代謝也會出現問題。脂質代謝異常會誘發高血脂症，而醣類代謝異常則會導致糖尿病。

招致高尿酸血症的身體狀態，會引發如上所述的連鎖反應，容易併發數種生活習慣病。

小知識

腎臟的功能

腎臟除了排泄血液中的廢物和多餘的水分之外，還有以下的功能。

①調整血液和體液成分的平衡

腎臟會藉由排泄多餘的水分和鹽分、鈣質等，維持血液和體液成分的平衡。

②調整血壓

腎臟會分泌一種使血壓上升的荷爾蒙「腎素」，另外也會分泌降低血壓的荷爾蒙「前列腺因此，動脈硬化、高血壓、高血脂症、高尿酸血症和糖尿病等疾病，稱為「代謝症候群」（metabolic syndrome。請參照第二十頁）。

生活習慣病是「一病息災」

生活習慣病是因為吃太多和運動不足等造成的營養過剩所導致的。當罹患一種生活習慣病之後，如果能改善生活習慣，專心治療，其他生活習慣病的病情也可能好轉。

這是因為生活習慣病的根源都與代謝有關。治療其中一種疾病，就可以連帶改善其他的代謝異常。

日本有一句諺語「一病息災」，就是「一旦罹患某種疾病，除了治療這項疾病之外，也會留意整體健康狀態，因此反而可以長壽」的意思。

根據調查，國內高尿酸血症的患者人數，如果把高危險群也算進去，估計超過五〇〇萬人。高血脂症患者大約有二二〇萬人，糖尿病患者估計有一二〇萬人。

這些數字顯示了如果放縱食欲、維持想吃什麼就吃什麼的生活，將會因為營養過剩而罹患代謝症候群，併發數種生活習慣病。

要預防高尿酸血症等因為代謝異常所導致的生活習慣病，最好的方法就是每年定期做一、兩次的血液生化檢查，測量尿酸值、三酸甘油脂值和血糖值等。當檢查值出現異常，就要及早接受專科醫生的治療。

素」，藉以調整血壓。

③毀棄不必要的荷爾蒙

腎臟會破壞並排泄胰島素等已經不需要的荷爾蒙。

腎臟的功能一旦低落，胰島素的分解也可能變慢，造成血糖值降低。

④分泌造血荷爾蒙

腎臟會分泌一種稱作「紅血球生成素」的荷爾蒙，指示骨髓製造血液。

⑤使維生素D活性化

腎臟會促使維生素D活性化，使鈣質沉積在骨骼上。腎臟功能一旦低落，維生素D就無法活性化，骨骼就易變得脆弱。

Q & A

高尿酸血症

高尿酸血症相關Q&A

Q 「尿酸」的稱呼和尿有什麼關係？

A 尿酸是嘌呤代謝之後最終產生的氮素化合物，它會隨著尿液等排出體外。尿酸的英文是uric acid，意思是「尿中的酸」。

體內形成的尿酸幾乎都是在腎臟過濾，並和尿液一併排泄。這個稱呼大概也是由此而來。

對高尿酸血症的患者來說，尿路管理相當重要。因此尿酸和尿可說有密不可分的關係。

Q 要如何避免高尿酸血症進展為痛風？

A 高尿酸血症和痛風同樣都屬於尿酸值過高的狀態。

當尿酸值超過七mg／dl，就會被診斷為高尿酸血症。此時如果沒有疼痛等症狀，就屬於「無症狀高尿酸血症」。

在此之後，如果出現關節劇烈疼痛等自覺症狀，就命名為「痛風」。

有些人並不知道自己已經是高尿酸血症患者，直到足部大拇趾關節等部位出現劇烈疼痛，才急忙前往醫院接受診察，此時才知道自己罹患了痛風。

為了避免無症狀高尿酸血症病情惡化為痛風，應藉由飲食療法和藥物療法，避免尿酸值上升。

痛風發作的尿酸值因人而異。如果你現在還沒有進行任何治療，請儘速到相關醫院接受適當的治療為宜。

Q 為什麼高尿酸血症沒有自覺症狀呢？

A 高尿酸血症是尿酸值異常增高所造成的疾病。沒有自覺症狀的高尿酸血症，稱為「無症狀高尿酸血症」。

在此階段如果沒有接受降低尿酸值的治療，使尿酸持續增加，就會在關節、臟器、皮下等部位產生尿酸結晶，並導致劇烈疼痛，被診斷為痛風。

尿酸通常溶解於血液及體液之中。在人體內，隨時都蓄積著大約一二〇〇毫克的尿酸（尿酸池），但並不會感覺到疼痛或發癢。這是因為尿酸本身並不具有刺激我們身體的作用。

關於體內蓄積尿酸的用途，目前的研究尚未有定論。

有人認為，這是因為具有抗氧化作用的維生素C無法在人體內合成，便由尿酸代替維生素C來抑制活性氧的作用。

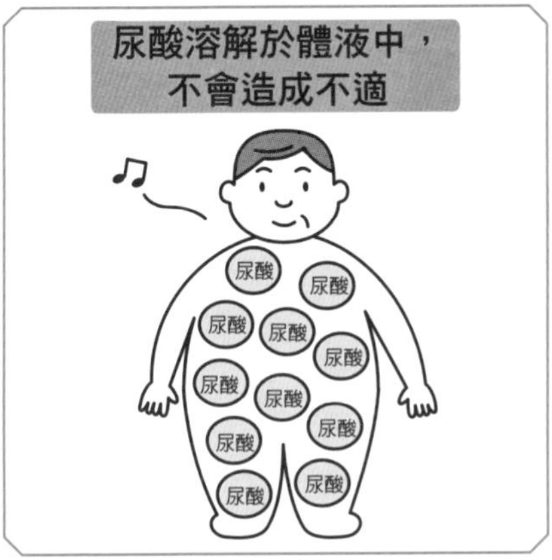

Q 最近不知是否因為吃太多烤肉，身體常覺疲倦，手腳也發麻。我是否該接受尿酸值檢查？

A 吃太多而導致手腳發麻的自覺症狀，原因並不侷限於高尿酸血症。因此不能只檢查尿酸值，應當做完整的健康檢查才行。

你所提到的症狀，通常應該是代謝症候群（請參照第二十頁）造成。代謝症候群是指內臟蓄積過多脂肪，使得膽固醇和尿酸無法正常代謝，併發動脈硬化及高尿酸血症等數種生活習慣病。

此外，手腳發麻也有可能是腦脊髓或頸椎的異常所造成。根據健康檢查的結果，也有可能必須接受整型外科的治療。

Q 高尿酸血症和胰島素抵抗性之間有什麼關連？

A 如果因為肥胖招致胰島素作用降低的「胰島素抵抗性」，胰島素就會基於補償作用而過度分泌。這樣的狀態稱為「高胰島素血症」。

目前已知血液中的胰島素一旦增加，就會使過濾尿酸的腎小球功能低落。

此外，如果產生胰島素抵抗性，腎臟排泄鈉的功能也會降低。這時血液中鈉的濃度便會增加。為了稀釋鈉，血液中的水分也會隨之增加，導致血壓上升。

如上所述，高尿酸血症和糖尿病、高血壓等代謝異常所造成的生活習慣病彼此之間有密切的關連。因此一旦罹患其中一種疾病，就容易併發其他疾病。

Q 我是三十二歲的男性，家人和親戚當中有好幾位高尿酸血症和糖尿病的患者。我將來是否也會罹患高尿酸血症和痛風呢？

A 高尿酸血症和糖尿病、高血脂症等疾病，都是因為代謝異常，造成血液中的尿酸或醣類、脂質過多。這些疾病的成因，包括遺傳基因異常、飲食過量及運動不足等。

我們體內有種種酵素在活動，代謝過程才能順利進行。遺傳基因如果有欠缺或異常，這些酵素就有可能不足，使代謝無法正常運作。此外，也可能因此而罹患各種生活習慣病。

如果你的家族當中有許多人罹患代謝異常所導致的生活習慣病，那麼你很有可能也繼承了這樣的遺傳基因。

高尿酸血症會遺傳

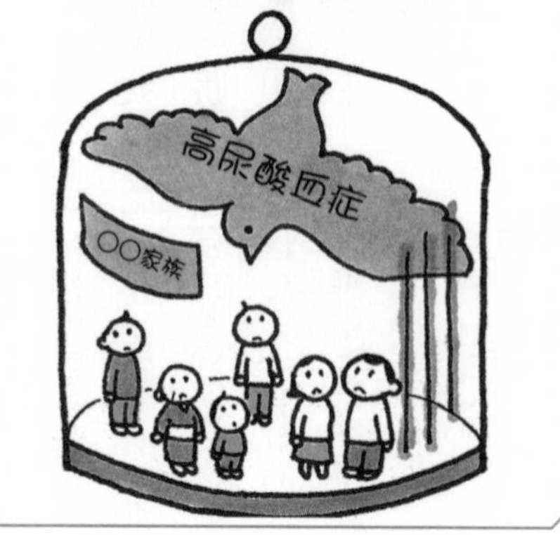

有關基因異常和如何治療的研究仍在發展當中，目前還不清楚究竟哪一處基因出現問題會導致高尿酸血症。

即使遺傳到容易罹患高尿酸血症和糖尿病的體質，只要能夠多注意改善日常生活習慣，避免過量飲食，並且適度地運動，就可以預防發病。

將來如果能夠進行基因治療，也許就可以預防高尿酸血症等多項生活習慣病了。

Q 應該如何控制尿酸值在正常範圍？

A 高尿酸血症有三種類型——體內產生過多尿酸的尿酸產生過多型、腎臟不易排泄尿酸的尿酸排泄不良型，以及兩者同時發生的混合型。

要實施控制尿酸值的步驟時，會先診斷病患屬於上述哪一種類型，再針對病因來開藥。對於尿酸產生過多型的患者，會給予抑制尿酸產生的藥（allopurinol 等）；對尿酸排泄不良型患者，則給予促進腎臟排泄功能的藥（probenecid、benzbromarone 等）；至於混合型的病人則會同時開這兩種藥。

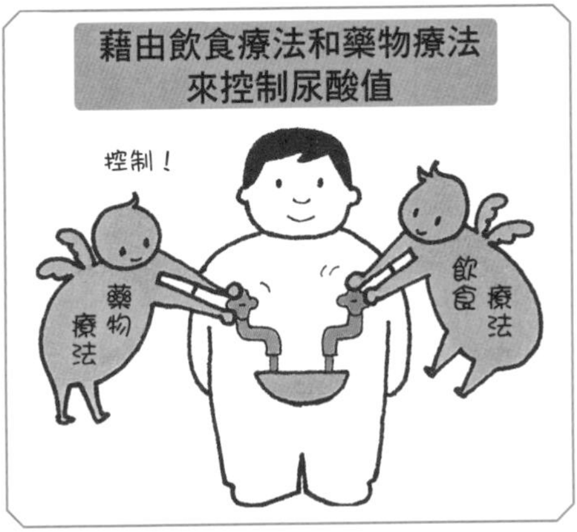
藉由飲食療法和藥物療法
來控制尿酸值
控制！
藥物療法
飲食療法

一般而言，藉由飲食療法也可以降低一定程度的尿酸值。不過要控制尿酸值，就得依賴藥物療法。控制尿酸值的藥物雖然可能視病況逐漸減少用量，但通常終生都得持續服用。

藥物的服用方式，會依高尿酸血症的病情及是否併發其他生活習慣病而有異，因此請遵守主治醫師的指示。

Q 健康檢查時，醫生說我的尿酸值偏高。如果我要避免成為高尿酸血症患者，應該注意哪些事項呢？

A 如果你的尿酸值目前介於六～七mg／dl，應避免尿酸值進一步上升，以至於發展為高尿酸血症。

在檢查出尿酸值偏高的階段，只要多注意不要過量飲食，並適度運動，大多數情況下都可以讓尿酸恢復正常值。

此外，肥胖的人只要達到標準體重，就可以降低尿酸值。

在飲食方面，應注意不要吃太多肉類等富含動物性脂肪的食物，以及大豆、魚卵、啤酒等嘌呤含量高的食物。

要注意，酒精會增高尿酸值，所以也不能喝太多酒。

提到飲食療法，許多人可能會以為實行很麻煩。但其實主要的作法就是避免攝取過多的熱量，同時注重飲食營養均衡。

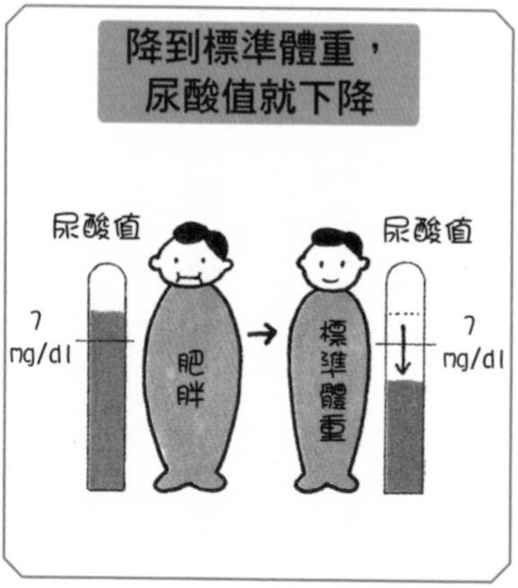

Q 如果吃很多鹼性食物，尿液是不是就變成鹼性？

A 食物燃燒之後，殘餘的灰燼如果是酸性，就屬於「酸性食物」；灰燼如果是鹼性，就屬於「鹼性食物」。

尿液如果是鹼性，尿酸就容易溶解於其中，可幫助降低尿酸值。因此使尿液鹼化是治療高尿酸血症的重點之一（尿路管理）。

吃許多鹼性食物，的確可以讓尿液偏向鹼性。鹼性的尿液當中富含鈉、鉀、鈣、鎂等。這些都是鹼性食物的成分。

至於酸性的尿液當中，則含有酸性食物的成分，譬如磷、硫、氯等。

鹼性食物包括菠菜、紅蘿蔔等蔬菜類，昆布、海菜等海藻類，乾香菇等蕈類，檸檬、香瓜等水果，以及大豆、紅豆等豆類。

附帶一提，現在似乎很多人認為，鹼性食物可以使血液也變為鹼性。事實上，人類的血液隨時保持在pH七・四的弱鹼性。血液的酸鹼度通常不會因為食物的酸鹼度而改變。

Q 罹患高尿酸血症，如果合併有腎功能障礙，為什麼會很危險？

A 人體排泄的尿酸，約八〇%是經由腎臟排出。如果罹患高尿酸血症並因此導致腎臟功能障礙，又因為酸性尿產生尿酸、草酸等的結石，尿酸的排泄量就會低落，使尿酸值進一步增高，造成高尿酸血症更趨惡化。

除了尿酸排泄異常外，腎臟排泄體內廢物及毒素的功能也會隨之降低。

當腎臟功能發生障礙的情況惡化，演變成為腎衰竭或尿毒症時，就必須進行人工透析。如果放任不管，甚至會致命。

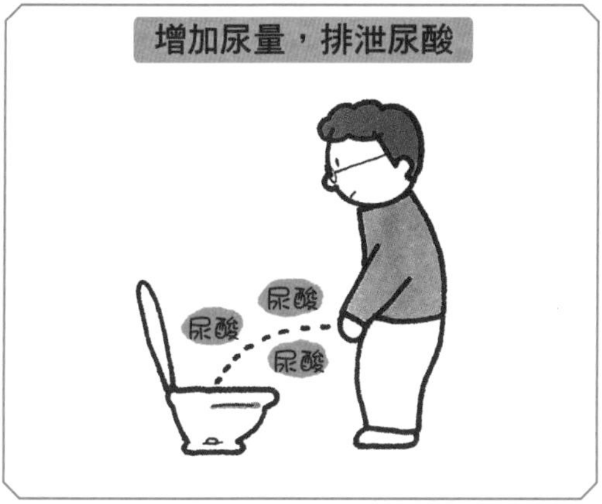

Q 聽說不同的醫療機構對於尿酸正常值會有不同的標準。為什麼會如此呢？

A 尿酸的標準值是由檢查機構各自尋找健康的人統計出正常值。因此不同的檢查機構之間，標準值可能會有些微差異。

日本痛風・核酸代謝學會已經發表一份指南，詳述高尿酸血症與痛風的定義，以及尿酸正常值、治療方式等。在這份指南中，整理了現階段最適切的診斷標準和治療方式，建議醫生在治療的時候參考。將尿酸正常值上限定為七mg／dl便為一例。

學會所發表的這份指南雖然沒有強制力，不過這是調查並檢討了國際上最先進的治療方式及藥物療法所整理出來的結果。因此實際參與治療痛風與高尿酸血症的醫生，都應該參考這份指南。

除了日本痛風・核酸代謝協會之外，日本內科學會和日本動脈硬化學會等也發表了生活習慣病的指南。在這些學會的網站上可以看到相關的資料。

在臺灣，可以參考行政院衛生署國民健康局「痛風與高尿酸」網頁，或上中華民國痛風之友協會的網站（www.gout.org.tw）搜尋更多訊息。

Q 在洗三溫暖時流汗，尿酸是不是就會隨著汗水排出？

A 人體內八〇%以上的尿酸是由尿液排泄，其餘的尿酸則隨著汗水及糞便排出。因此，在洗三溫暖時流汗，的確可以排出一些尿酸。

不過和流汗排出尿酸的效果相比，體內水分減少導致尿酸值增加其實是更值得憂慮的。

洗完三溫暖出來後，一定要補充足夠的水分。攝取的水分應足以使尿量到達每日兩公升以上。

不過，如果是以降低尿酸值為目的，就如前面所說的，洗三溫暖反而會增加尿酸值，因此並不值得推薦。

此外，尿酸值檢查結果偏高的人，洗完三溫暖出來之後，應避免喝啤酒解渴。因為啤酒含有大量的嘌呤，喝了後多少會增加尿酸值。

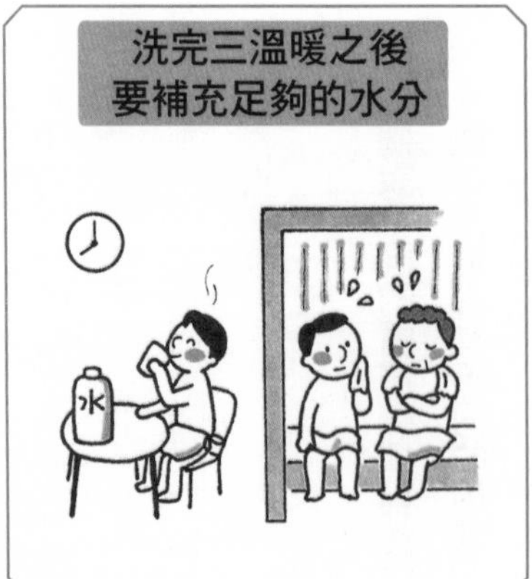

Q 如果不喝得過量，可以每天喝酒嗎？

A 這要視高尿酸血症的病情加以決定。

如果符合適當的飲酒量，即使每天喝，應該也不會對病情有太大的影響。

所謂「適當的飲酒量」，如果喝啤酒的話是五〇〇毫升，日本酒則是一合（約一八〇毫升），雙份威士忌是一杯（約六〇毫升），葡萄酒則是兩杯。

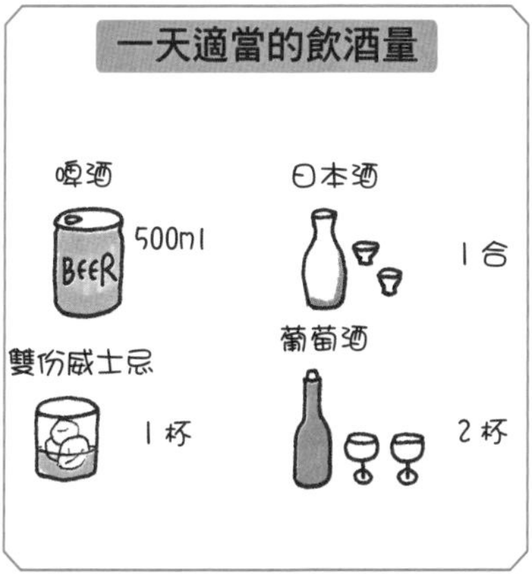

不過，這只是一般人的適當飲酒量。如果是尿酸值太高或是痛風發作的患者，視情況也許應該避免飲酒。

因此想喝酒時，請先和主治醫師討論。

Q 低嘌呤的啤酒是不是就可以安心飲用？

A 啤酒的原料是大麥。麥芽中的核酸被破壞後產生大量嘌呤，便存在於啤酒中。

三五〇毫升的罐裝啤酒，大約含有二十五毫克的嘌呤。至於發泡酒（麥芽成分較少的啤酒），因為所使用的麥芽量較少，嘌呤含量也比一般啤酒少了一半以上，大約只有一〇毫克。

雖然這個數值看似很小，不過如果連喝了數罐啤酒後，嘌呤量就會累積到五〇～一〇〇毫克以上。和人體一天所製造的尿酸量（大約七〇〇毫克）相較，這是相當可觀的數字。

依照適當的飲酒量為標準，啤酒適當飲用量大約是五〇〇毫升。如果光以這個數字來換算，發泡酒的適當飲用量大約就是一二五〇毫升，與喝一般啤酒相比較，是兩倍以上的量。

不過，導致尿酸增加的不只是嘌呤，酒精本身也具有促進尿酸產生的作用。

因此即使是發泡酒，最好還是比照一般啤酒，一天的飲用量不要超過五〇〇毫升比較保險。

而且同樣罹患高尿酸血症，其症狀也會有個人差異。所以要喝酒前，最好還是和主治醫師先商量再做決定。

Q 醫生說要多攝取水分，那麼可以多喝咖啡或紅茶嗎？

A 高尿酸血症患者為了要盡量把體內過多的尿酸排出體外，醫生通常都會建議每天要攝取兩公升以上的水分。

這裡所說的水分，是指開水或茶（綠茶、烏龍茶等），並不包含糖分高的果汁及市售飲料。

此外，某些品牌的礦泉水含有大量的鈉（鹽分），因此有的醫生並不建議飲用。

如果只是在飯後或吃點心的時候，喝一、兩杯的咖啡和紅茶，應該不至於影響健康。即使只喝這樣的量，一天就已經超過一公升了。但是喝咖啡和紅茶的時候請不要加糖或奶精。

此外，市售的罐裝或寶特瓶裝的咖啡、紅茶，通常添加了砂糖和奶精，應避免飲用。

在問題中所謂「多喝咖啡或紅茶」，不知是指喝多少的量。不過只要遵守上述的注意事項，別喝到讓自己感覺不舒服的程度，應該是不會有大礙的。

但是，高尿酸血症患者千萬別忘了「排尿量必須要達到兩公升以上」這一點。

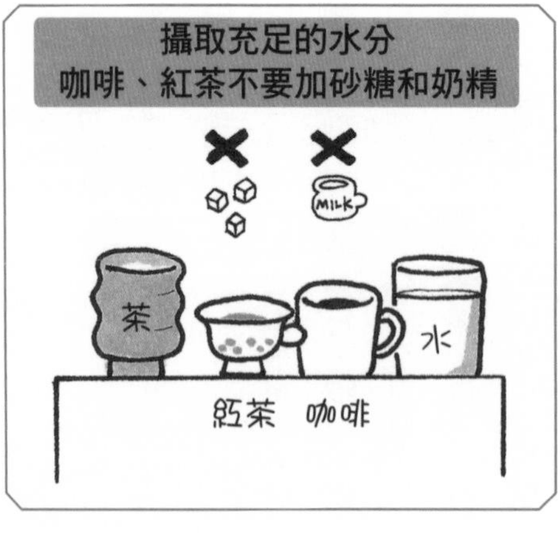
攝取充足的水分
咖啡、紅茶不要加砂糖和奶精
MILK
茶
水
紅茶
咖啡

Q 烹調食物時有沒有特別的訣竅可以減少嘌呤？

A 富含嘌呤的食物，包括肝、內臟類、魚卵、魚類精巢、沙丁魚、牛肉、蝦子等。如果是尿酸值偏高的人，應盡量少吃高嘌呤食品。

嘌呤具有易溶於水的特性。在烹調嘌呤含量高的肉類、魚類時，用煮、燙的方式就可以讓嘌呤溶解於湯汁中，降低魚、肉當中的嘌呤含量。至於烹煮的湯因為含有大量嘌呤，應倒掉不要飲用。

至於嘌呤含量高的沙丁魚，應該在除去嘌呤特別多的內臟之後再烹調。

嘌呤含量高的食品
應該煮過才吃

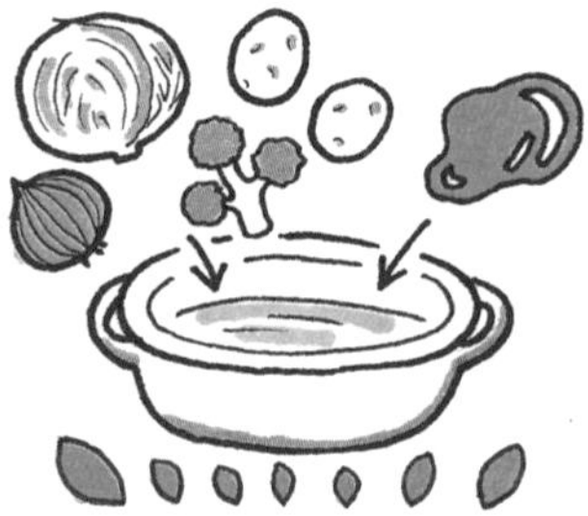

Q 有一種說法是喝啤酒也沒有關係。這是真的嗎？

A 罹患高尿酸血症或痛風的人如果喝了太多啤酒，就會因為啤酒中的嘌呤和酒精導致尿酸值增加。因此醫生會指示病人盡量少喝啤酒。

問題不在於能不能喝啤酒，而是在飲酒的量。一般而言，一天應該以大約五〇〇毫升為上限。

近年來確實有醫生提出「啤酒對痛風不好是錯誤的觀念」這樣的說法。這種說法的根據是：體內蓄積的尿酸量大約有一二〇〇毫克，每天有大約七〇〇毫克的嘌呤產生，也有幾乎同量的嘌呤排出。每天進入體內的七〇〇毫克嘌呤絕大多數是由食物所合成的，直接以嘌呤形式攝取的量通常只有一〇〇毫克左右。這個數值如果增加，就會抑制體內生產的嘌呤量。一般而言直接從食物攝取的嘌呤量每天最好不要超過四〇〇毫克。一罐啤酒所含的嘌呤量大約是二十五毫克，即使喝四罐也只有大約一〇〇毫克，因此不用特別在意。

依照這樣的說法，啤酒產生的問題與其說是其嘌呤含量，不如說是其酒精量。因為喝太多啤酒相對地也會攝入大量酒精，促使尿酸值上升。

因此不論如何，還是得注意不要飲酒過度。

Q 改善生活習慣應該從何處開始著手？

A 改善生活習慣，就是要避免飲食過量及喝太多酒，應該攝取均衡完整的營養，適度運動，過著規律的生活。

如果自己的體重已經超過標準體重，首先應該要戒除飲食過量的習慣，將體重減到標準體重。

標準體重的計算公式

身高(m)×身高(m)×22(BMI)
＝ 標準體重(kg)

例
身高 1.7 公尺的人
1.7 × 1.7 × 22 ＝ 63.58kg
標準體重

因為代謝異常而罹患的生活習慣病，如高尿酸血症和糖尿病等，其主要成因是內臟蓄積過多脂肪所造成的內臟脂肪型肥胖（請參照第二十頁）。

如前所述，標準體重是以「身體質量指數」ＢＭＩ來計算，可依下列公式求出。

標準體重＝身高（公尺）×身高（公尺）×二十二（身體質量指數）

譬如身高一・七公尺的人，他的標準體重就是一・七×一・七×二十二＝六十三・五八公斤。

Q 除了避免嘌呤含量高的食品之外，在飲食方面還有什麼必須注意的事情？

A 高尿酸血症的病因大多是內臟脂肪型肥胖。因此在飲食方面，應該注意不要吃太多或喝太多，以預防肥胖。超過標準體重的人則應該減重。

減重的時候，要得知每日應攝取的總熱量，是以自己的標準體重每公斤換算為二十五～三〇大卡來計算。如標準體重六十公斤的人，每日應攝取總熱量就是一五〇〇～一八〇〇大卡。

依照這個數字來看，每餐應該攝取五〇〇～六〇〇大卡的熱量。一碗麵大約是四五〇大卡，一碗牛肉蓋飯則是八〇〇大卡左右。因此應該謹慎選擇餐點，否則很容易就會攝取過多熱量。

各位可以購買市售的熱量手冊當作參考，以掌握自己吃下了多少卡路里。

另外還要注意，晚餐與就寢時間要相隔三～四小時以上，才不會影響消化，以避免過多脂肪囤積在肝臟。

Q 多吃鹼性食物，是否能夠有助於使尿液變為鹼性，預防結石？

A 吃許多鹼性食物（請參照第六十四頁），的確可以使尿液偏向鹼性。

尿液變為鹼性，就可以溶解並排泄較多尿酸，預防尿路結石。高尿酸血症必須進行尿路管理（請參照第四十八頁），其中也包括將酸性尿鹼化的項目。

物質的酸鹼度是測量該物質中氫離子的濃度，並以pH為單位來表示。pH七是中性，未滿pH七是酸性，超過pH七則是鹼性。

人體的血液等體液隨時都保持在pH七・三～pH七・四左右，只有在罹患重大疾病的時候，血液pH值才可能變成六或八。

至於尿液的pH值變動程度比血液大。如果因為高尿酸血症造成酸性尿，尿液的pH值就有可能接近pH六。

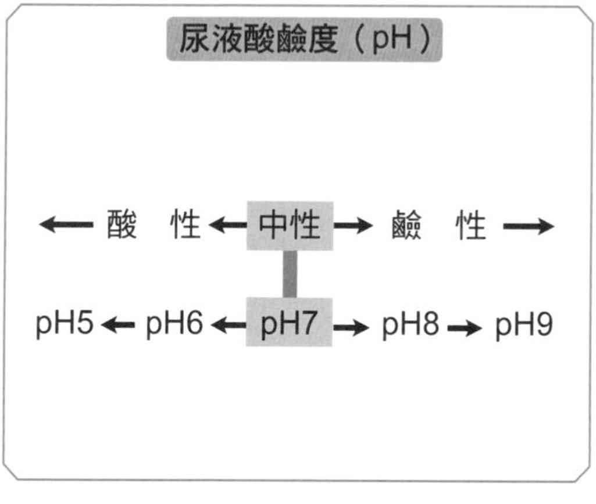

在高尿酸血症的診斷上，將適當的尿液pH值定為六以上，未滿七。尿液的pH值如果未滿六，成為酸性尿，就會建議用使尿液鹼性化的藥物來進行尿路管理。不過光靠吃鹼性食物並不太容易使尿液鹼化，這點必須要了解。

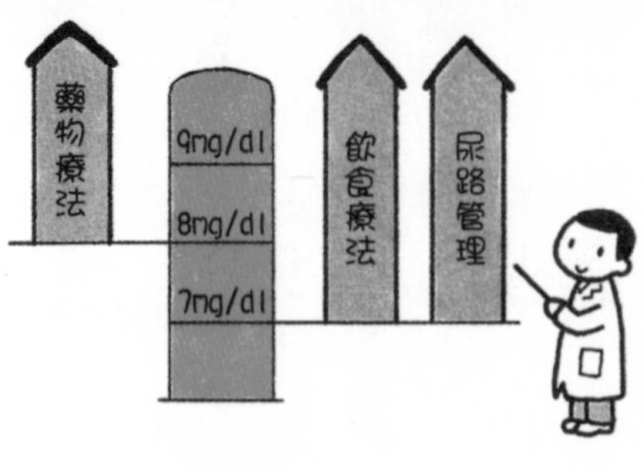

尿酸值在7mg/dl以上需進行飲食療法與尿路管理，8mg/dl以上就要採用藥物療法

Q 除了平日飲食之外，在派對或宴會等場合用餐時必須注意哪些事項？

A 罹患高尿酸血症的人，在日常飲食方面必須注意的是要避免飲食過度，要控制食量，使每天攝取的總熱量大約是標準體重每公斤二十五～三〇大卡。

這一點不論是日常用餐或是在外進食都一樣。

在派對或宴會等場合，常常會飲酒，也容易因為專注於聊天，不知不覺中就吃下富含動物性脂肪的食物。

在這些場合只要能夠嚴守以標準體重為計算基準的每日攝取總熱量，應該就不會有太大的影響。

如果體重超過標準體重已多達二〇％～三〇％，應該在計算自己的標準體重後，求出每日應攝取的適當熱量，並控制飲食。

無症狀高尿酸血症的治療是從飲食療法著手。請詢問主治醫師應該遵守哪些飲食習慣。

Q 高尿酸血症的藥物是否必須長期服用？這些藥會不會有副作用？

A 尿酸值檢查結果在七mg／dl以上，就會被診斷為高尿酸血症，必須進行降低尿酸值的治療。尿酸值增高的原因是過量飲食及因此導致的肥胖。所以，尿酸值如果在八mg／dl以下，首先會進行飲食療法，改善飲食習慣。過胖的人限制每日攝取的總熱量，以降到標準體重。尿酸值在八mg／dl以下的人只要能遵照上述作法，往往就可以使尿酸值恢復正常。

然而飲食療法若無法讓尿酸值降低，或是尿酸值在八mg／dl以上，就得同時進行藥物療法。

藥物療法會使用降低尿酸值的藥。如果是尿酸產生過多型，會開抑制尿酸產生的藥（如allopurinol等）；屬於尿酸排泄不良型，則會使用促進腎臟排泄尿酸的藥（如benzbromarone、probenecid等）。服用降低尿酸值的藥物，尿酸就會恢復正常值。

但這時如果擅自停藥或是減少藥量，尿酸值就會立刻增高。降尿酸的藥物必須遵守醫生指示，通常得終生持續服用。除此之外也必須同時進行飲食療法。

長期服藥有時會造成肝臟受損等副作用，因此必須定期接受血液檢查等診察。降低尿酸值常用藥物的副作用如下。

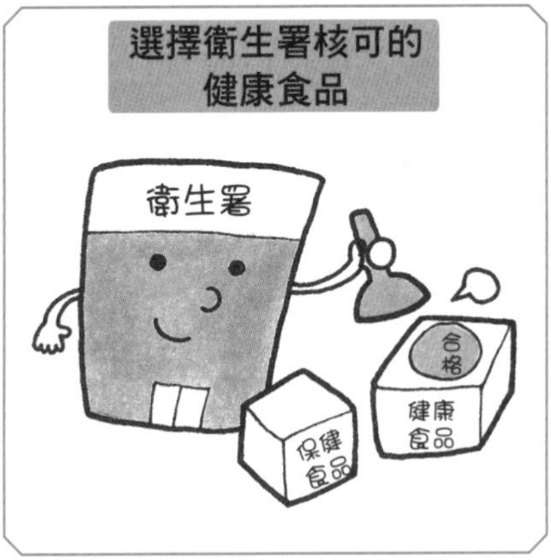
選擇衛生署核可的
健康食品
衛生署
合格
健康食品
保健食品

◆benzbromarone

・肝臟功能障礙，雖然少見但可能造成嚴重肝炎。
・過敏。
・食欲不振。
・嘔吐、腹瀉、腹痛等消化器官不適症狀（這是服用初期常見的症狀，但往往過一個月後就會恢復正常）。
・發疹、發癢。
・倦怠。

◆probenecid

・貧血。
・白血球減少、血小板減少等血液方面疾病。
・橫紋肌溶解症。
・毛髮脫落。

・發疹。

◆allopurinol

・皮膚疾病（雖不常見，但可能出現極為嚴重的症狀。此外，如果與盤尼西林製劑並用，發疹的頻率也會增加）。

・貧血。

・血管疾病。

・腎臟疾病（腎衰竭）。

・肝功能障礙、黃疸。

・橫紋肌溶解症。

・倦怠。

上述藥物的副作用並不一定會出現，症狀輕重也因人而異。欲知詳細的情形，請詢問主治醫師或藥劑師。

參考衛生署的網站

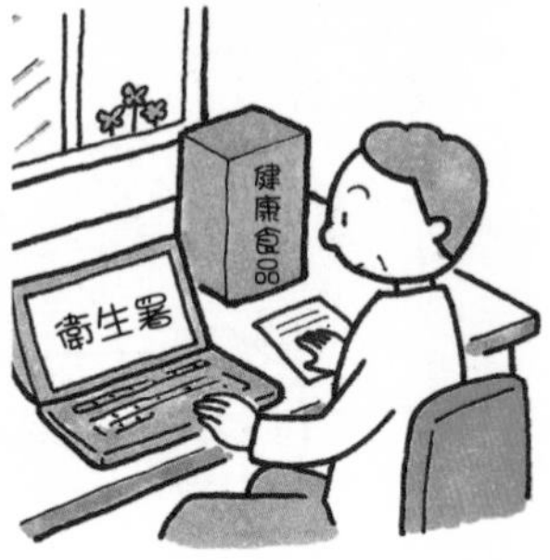

Q 有沒有可以幫助尿酸值下降的健康食品或營養劑？

A 近年來因為保健食品導致的死亡事件日益增加，藥事法對於保健食品的管制也變得比較嚴格了。除了得到衛生署發給藥品許可證的藥物之外，其他商品不可以使用「可以治療××病」的宣傳文字。

因為保健食品的成分標示沒有法律規定，因此業者都會任意使用對自己有利的寫法——這就是當下的實情。食用成分曖昧不明的東西是最危險的。

如果非得嘗試保健食品不可，請購買著名製藥公司或食品製造商所販賣的營養劑。

衛生署在藥品和保健食品中間設立了「健康食品」的認證制度。依照「健康食品管理法」的規定，所謂「健康食品」，是指具有保健功效，並標示或廣告其具該功效的食品。至於其「保健功效」，是指增進民眾健康、減少疾病危害風險，且具有實質科學證據的功效，非屬治療、矯正人類疾病的醫療效能，並經中央主管機關（衛生署）公告。目前公告的功效包括調節血脂、免疫調節、腸胃功能改善、改善骨質疏鬆、牙齒保健、調節血糖、護肝、抗疲勞、延緩衰老。

獲得衛生署許可證的健康食品，就可以使用健康食品標章，並寫入宣傳文字當中販賣；未經認證的只能視為一般保健食品。

衛生署食品資訊網的網頁上有「衛生署核發健康食品許可證一覽表」。有興趣的人可以將它列印，選擇並嘗試可能改善自己健康狀態的食品。

截至二〇〇七年五月為止，已經有九十五種商品獲得衛生署的許可，作為健康食品販售。

Q 慢性壓力真的容易導致高尿酸血症嗎？

A 當壓力慢性化，會刺激腦部中樞神經，擾亂自律神經的運作。

自律神經包括交感神經和副交感神經，負責控制血壓和血管、心臟等循環器官的運作。一旦形成慢性壓力，交感神經的作用就會加強，使血管緊張，同時心臟輸出血液的力量因而增強，便會導致血壓上升。

如果高血壓的症狀持續，可能造成腎小球血管動脈硬化，降低腎臟功能，尿酸便無法順利排泄。如此一來，體內就會蓄積過多尿酸，容易招致高尿酸血症

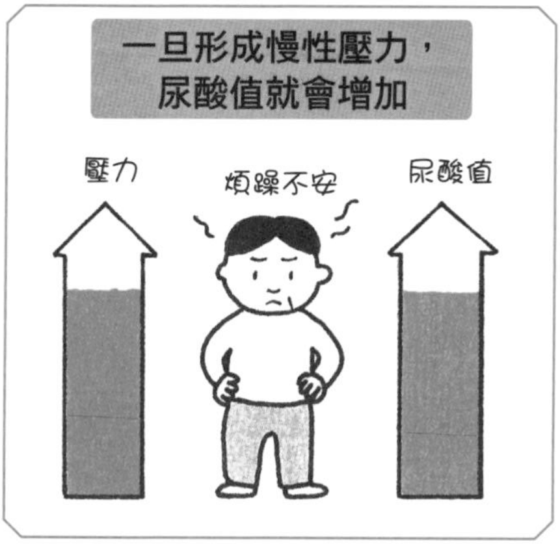
一旦形成慢性壓力，
尿酸值就會增加
壓力
煩躁不安
尿酸值

Q 聽說有些藥會增加尿酸值，是否真的如此？

A 部分藥劑的確含有導致尿酸值上升的成分，患者必須多加留意。

罹患高尿酸血症的人，如果因

為其他疾病接受治療，應該明確告知醫生自己同時正在接受痛風的治療，請醫生不要開會增高尿酸值的藥劑。會增加尿酸值的藥主要有下列幾種。

- 環利尿劑
- thiazide類利尿劑
- 氣喘治療藥
- 結核治療藥
- 阿斯匹靈

Q 有沒有能夠幫助尿酸值下降的中藥？

A 很遺憾，關於控制尿酸值的中藥並沒有相關的醫學資料，因此目前無法回答這個問題。

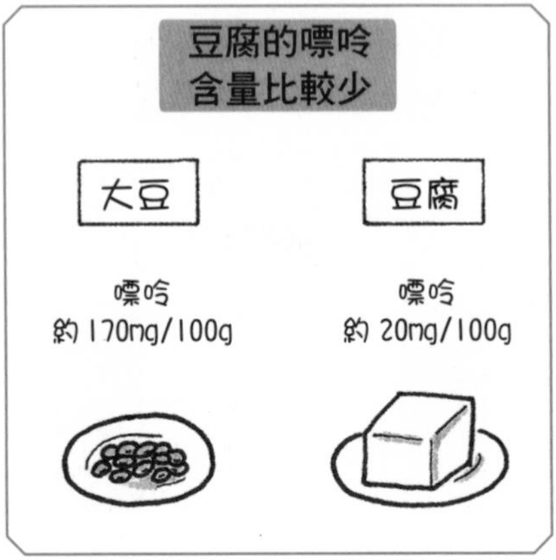

Q 大豆雖然是嘌呤含量很高的食品，但聽說大豆製成的豆腐嘌呤含量卻很低，這種說法是真的嗎？

A 大豆富含導致尿酸增加的嘌呤（一百公克中約含一七〇毫克）。但是大豆製成的豆腐，因為製造過程中會浸在水裡，嘌呤也流入水中，其含量便比大豆低得多（一百公克中約含二〇毫克）。

雖然吃豆腐較不必擔心攝取嘌呤太多的問題，但是如果連吃兩、三大塊的豆腐，依個人體質差異，尿酸值有可能增加一 mg／dl 以上。因此還是必須注意。

Q 我的腎臟功能似乎不太好，因此不太敢攝取大量水分。請問會不會有問題呢？

A 尿酸具有水溶性，因此為了降低尿酸值，一般而言理想的狀況是每天要攝取大量的水分（兩公升以上），並且每天排泄兩公升以上的尿（健康的人每日尿量約為一・二公升）。

不過如果腎臟功能有問題，無法充分排泄水分，水分就會滯留在體內，可能造成水腫或心臟不適的症狀。

請先接受腎臟功能檢查（肌酸酐廓清率等），了解腎臟的狀態。即使不勉強補充水分，只要適當服用降尿酸的藥，就能控制尿酸值。

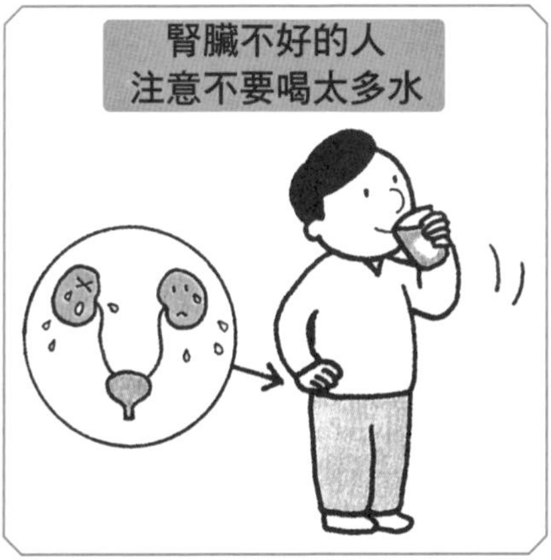

Q 聽說尿酸值的標準有一項「六、七、八原則」，這是什麼意思呢？

A 所謂「六、七、八原則」，是為了當作痛風與高尿酸血症的治療標準，由痛風專家主導訂立的痛風與尿酸值關係的規則。

痛風與高尿酸血症必須藉由飲食療法和藥物療法來控制尿酸值。此時作為控制目標的尿酸值定為六mg／dl，正常值的上限是七mg／dl（超過就是高尿酸血症），開始治療的標準則定為八mg／dl。

關於治療的內容，請參照第四十六頁。

Q 聽說使尿酸值增高的不是嘌呤，而是酒精，是否真是如此？

A 喝酒會增加尿酸值，是因為酒精具有促進尿酸產生及抑制尿酸排泄的作用。

會增加尿酸值的酒類，以啤酒最具代表性。啤酒是由大麥發酵製成，而麥芽含有大量的嘌呤。啤酒每一〇〇毫升約含有四～六毫克的嘌呤。其他如清酒含有一毫克，燒酒則是〇・〇三毫克。

一般而言，即使是高尿酸血症患者，每天也可以喝大約五〇〇毫升的啤酒，換算為嘌呤量大約是二〇～三〇毫克，並不算太多，對病情不致有大礙。

不過如果連續喝好幾大杯生啤酒，尿酸量立刻就會攀升到二〇〇毫克左右。人體內一天製造的尿酸大約是七〇〇毫克。雖說隨著食物進入體內的尿酸，大部分都會在腸道裡分解後被排泄，但這個數值的確相當可觀。

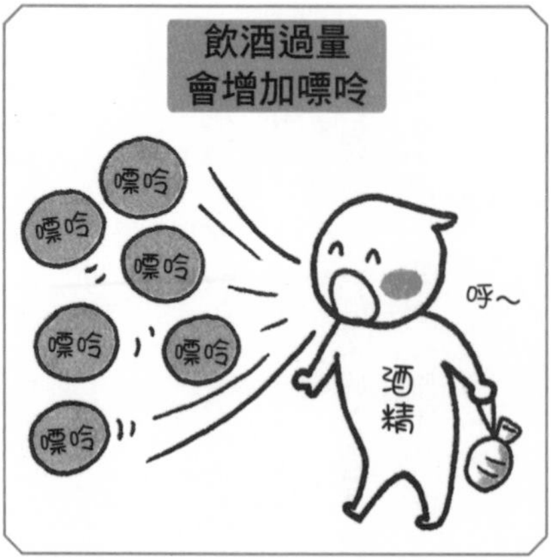
飲酒過量
會增加嘌呤
嘌呤
嘌呤
嘌呤
嘌呤
嘌呤
嘌呤
呼～
酒精

此外，啤酒裡的酒精也會促進尿酸產生，因此尿酸量就會增加更多。飲酒過量確實會增加體內尿酸量，因此尿酸值高的人喝酒應當適可而止。

第 4 章

痛風的症狀

痛風症狀的表現及原因

初次痛風發作

痛風的成因是尿酸囤積在關節部位形成刺針般的結晶，造成關節發炎及劇烈疼痛。發作時感受到的劇痛，就是痛風引起的急性關節炎。

據說當痛風發作時，患部即使只吹到些風，也會感到疼痛，這就是痛風的命名由來。

痛風最初的發作方式，通常是足部大拇趾根部關節出現紅腫，並感受到突來的疼痛，而且疼痛的程度有如被老虎鉗夾住一般強烈。

痛風常發作的部位，除了腳趾根部外，還包括腳背、跟骨（踵骨）、阿基里斯腱、踝關節、膝關節等。至於手指關節和手腕關節則極少發作。

初次痛風發作會在一星期到十天之後平息，足部大拇趾關節的發炎也會消失。而且通常只有一處關節產生劇痛，其他關節部位不會同時發作。

但是痛風如果不加以治療而放任不管，六個月到一年之後，就會再度出現同樣的症狀。痛風反覆發作，每次發作

小知識

腎臟病的治療

腎臟病的基本治療方法和治療痛風一樣，包括飲食療法、藥物療法和生活指導。

由於糖尿病的基本治療也與上述兩者相同，因此這些導因於代謝異常的疾病便常被相提並論。「代謝症候群」這種新觀念所以產生的背景，也就不難理解了。

①飲食療法

腎臟病的飲食療法必須擬訂不致造成腎臟負擔

的間隔會越來越短，紅腫也會由一處擴及腳踝、膝蓋等其他關節。

急性痛風發作後過了十年左右，痛風就會進入慢性期。於是皮膚底下蓄積的尿酸呈現塊狀隆起，手、手臂和耳朵也會出現痛風石。從前痛風石是診斷痛風的依據之一，不過現在已經比較少見到了。

痛風已經有數千年的歷史

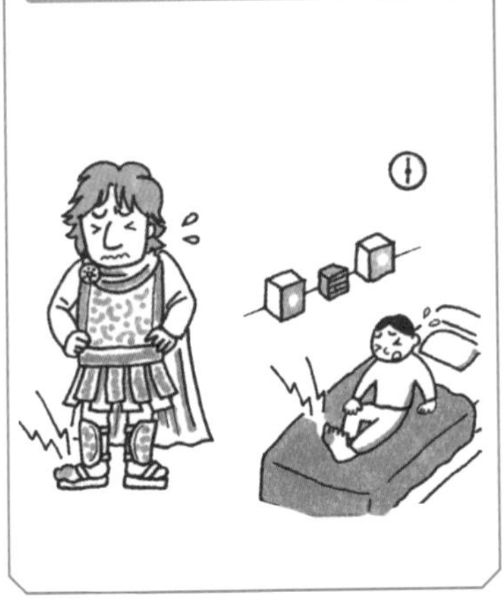

痛風曾被稱為「帝王病」、「富貴病」

痛風的歷史相當古老，在西元前數千年前就已經確定存在。

從埃及金字塔中挖掘出來的木乃伊，其關節處即曾找到尿酸鹽；有「醫學之父」美名的希臘人希波克拉底（西元前四六〇～西元前三七五），也曾留下關於痛風的紀錄。

在歐洲的歷史中，更有為數不少的帝王、君主為痛風所苦，如馬其頓的亞歷山大大帝，以及法國的路易十四、拿破崙等。因此從前將痛風稱為「帝王病」。

此外，痛風也常出現在喜好美食的貴族身上，所以也被稱為「富貴病」。

回顧過往的歷史，部分資料顯示每到戰

的菜單，攝取優質的營養，維持腎臟功能。但並沒有如糖尿病那般嚴格的熱量限制

為了預防高血壓，腎臟病的飲食療法必須限制鹽分攝取量。不過鹽分如果攝取過少，也會造成腎臟功能惡化，可能導致高鉀血症。因此必須和主治醫師討論過後再實施。

此外，要限制使腎臟功能低落的蛋白質攝取量，但如此一來也可能造成營養失調，必須在主治醫師和營養師的指導下進行。

腎臟功能一旦開始惡化，就會以一定的速度衰退。因此飲食療法必須配合腎臟功能來進行。

為了讓藥物療法產生效果，一定要維持正確的飲食療法才行。

爭時痛風人數就會減少，這是因為在戰爭期間人們無法享受奢侈的飲食。

日本出現痛風病例是在明治時代之後。到了一九六〇年代，痛風患者人數才急劇增加。原因是日本人的飲食型態西化，攝取了大量動物性蛋白和動物性脂肪。

目前日本痛風患者據說約有六十萬人。如果將高尿酸血症等準痛風患者也計入，則大約有六百萬人之多。

安土桃山時代（十六世紀後半）來到日本的葡萄牙傳教士路易斯·弗洛伊斯留下的紀錄中，曾提及在日本沒有痛風患者。當時的日本人口約有一千五百萬人（豐臣政權時期）。由此可見，現在以中老年男性為主的六百萬病患人數是多麼驚人的數目。

上述也可以充分證明：吃太多會引起代謝異常並招致疾病。

第二次起痛風發作

痛風發作之前，關節幾乎都會感覺到刺激、發癢等不適的感受。曾經經歷過痛風發作的人，對這些症狀會更為敏感。這就是痛風的前兆症狀。

如果不理會前兆症狀，不久之後劇痛就會襲來。這種疼痛相當強烈，其特徵就是疼痛的巔峰期會維持二十四小時之久。

從初次痛風發作到第二次痛風發作之間的間隔，因人而異。有的人是相距兩星期，有的人則可能是三年後。

在各次痛風發作的間隔時期，並不會有疼痛或腫脹等自覺症狀。雖然現在

◇2 藥物療法

腎臟的藥物療法所使用的藥，包括抑制腎臟炎症的藥、改善高血壓的藥和消除水腫的藥。

● 抑制炎症的藥
腎上腺皮質類固醇
免疫抑制劑等

● 改善高血壓的藥
利尿降壓藥
血管收縮素抑制藥
鈣離子阻斷劑
交感神經抑制藥
血管擴張劑等

● 消除水腫的藥
環利尿劑
thiazide 類藥
醛固酮拮抗劑等

◇3 生活指導

雖然腎臟病患者不能一概而論要求節制運動，但基本上還是會指導病患避免從事對腎臟造成太大負擔的運動。

已經很少有人會誤以為疼痛發作平息表示已經痊癒，不過還是有部分欠缺痛風知識的患者如此認為，因此沒有積極治療，使得症狀更為惡化。

痛風發作產生劇痛的原因

目前醫學界對於痛風發作產生劇痛此一過程的看法如下：當形成結晶的尿酸鹽在關節內剝落時，擔負人類免疫系統重任的白血球會將它視為異物，而試圖加以排除。但因為尿酸結晶是無生物，因此反倒是白血球走向自我毀滅之途。這時會釋放出酵素及前列腺素、活性氧、細胞激素等物質，使得微血管擴張，造成該部位血流加速，進而導致劇烈疼痛。

痛風發作兩次以上後，每次發作的間隔就會逐漸縮短，腫脹和劇痛症狀也會更為嚴重。此外，膝蓋、手腕等關節也可能出現兩處以上的發作部位。

當痛風開始發作，通常腎臟也已經沉積了尿酸結晶，影響尿酸排泄。如果此時還沒有進行尿路管理，應儘早接受治療。

劇痛的原因來自於白血球和尿酸結晶的戰鬥

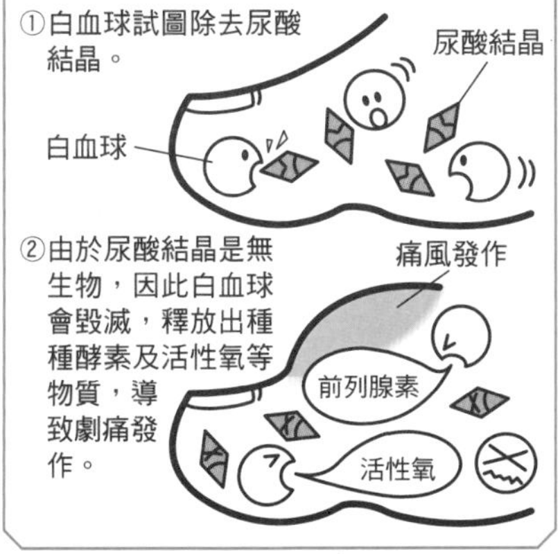
①白血球試圖除去尿酸結晶。
尿酸結晶
白血球
②由於尿酸結晶是無生物，因此白血球會毀滅，釋放出種種酵素及活性氧等物質，導致劇痛發作。
痛風發作
前列腺素
活性氧

小知識　靜養

罹患肝臟病或腎臟病時，醫生有時會指示「要好好靜養」。在此簡單說明何謂「好好靜養」。

①在自家靜養

靜靜躺在被鋪或床上，除了上廁所和吃飯以外，盡量不要活動。至於能否洗澡，應先請示主治醫師。

②住院靜養

病患雖然可以在醫院裡步行，但除了上廁所等必要的情況外，應該靜靜躺在床上。關於能否洗澡應請示主治醫師。

③絕對靜養

因為膀胱插入導管，因此連上廁所都不行。應靜靜躺在床上。

痛風發作的確診及疼痛部位

痛風容易發作的時段

我們常聽說痛風在深夜或是凌晨最容易發作。這是因為睡眠時副交感神經在作用，使得血流緩慢、體溫下降，便容易形成尿酸結晶。

此外，由於痛風發作是白血球試圖排除尿酸結晶而展開戰鬥的結果，因此在劇痛發作之前，常會感覺到一些前兆症狀。

初次體驗痛風發作的人，有時會以為是因為腳部撞傷或腳傷化膿所造成的疼痛，而沒有立刻發現是痛風發作。此外有的人會忍耐疼痛，以為過一陣子就會痊癒。

當夜晚足部大拇趾的根部腫脹並產生劇烈疼痛，請先想想有什麼原因會造成疼痛。如果想不出明確的原因，就應該假定為痛風發作，並盡快向專科醫生求診。

痛風發作時感覺疼痛的部位

初次痛風發作的部位，大約七〇%是在足部大拇趾根部。大多數的情況下

小知識

糖尿病

胰島素是負責將血液中的葡萄糖（血糖）送進細胞並轉換為能源的荷爾蒙。胰島素如果不足，或無法完全發揮作用，導致血糖值上升，就是罹患了糖尿病。空腹時血糖值如果在一二六mg／dl以上，就會被診斷為糖尿病。

糖尿病可分為第一型糖尿病及第二型糖尿病。根據統計，超過九〇%的糖尿病患者屬於第二型糖尿病。

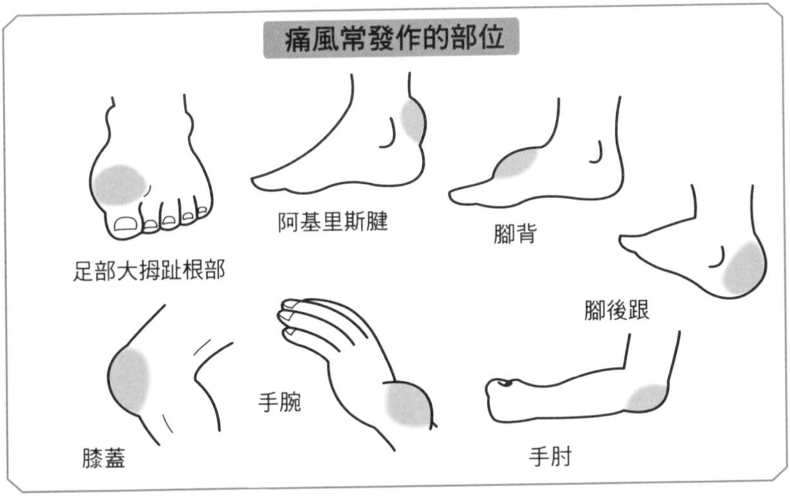

都只有一個部位發作，很少會出現兩處以上同時感覺疼痛的情形。

但是一旦演變為慢性痛風，疼痛就有可能同時發作在兩個部位以上。

此外，痛風常發作的部位是阿基里斯腱、腳背、腳踝、膝蓋等，極少發作於手指關節。

發病的治療

一旦痛風發作的前兆症狀出現，應服用一粒秋水仙鹼，以避免發作為首要目的。

如果不幸發作，可以有限度地大量服用非類固醇類消炎止痛藥，但只能服用一次；或是靜脈注射脂固醇（脂化類固醇）。注意患部必須冷卻，不要壓迫，並且應抬高。

---

①第一型糖尿病

這一型的糖尿病成因是分泌胰島素的胰臟細胞被破壞，造成胰島素分泌不足而導致血糖值上升。

此種糖尿病較常見於年輕人。

②第二型糖尿病

這一型的糖尿病是因為吃太多或運動不足等因素造成肥胖，使得胰島素即使分泌也無法完全發揮作用，而導致高血糖症狀。中老年人的糖尿病幾乎都屬於第二型糖尿病。

女性因為女性荷爾蒙的關係，一般而言較少罹患糖尿病。不過在停經之後女性荷爾蒙分泌減少，罹患糖尿病的可能性因而增高。

痛風發作的症狀及過程

痛風發作可分為三階段

尿酸值增高而發展為痛風的過程，可以分為三個階段。

①無症狀高尿酸血症期

尿酸值超過七mg／dl，被診斷為高尿酸血症，但還沒有自覺症狀出現，此階段就稱為「無症狀高尿酸血症期」。只要在這一階段治療高尿酸血症，使尿酸值降低，就不會發展為痛風。

無症狀高尿酸血症期，短則二～三年，長則可能持續五～十年。而且在這段時期中，各種併發症可能正緩緩地暗中滋長。

②急性痛風發作期

過了無症狀高尿酸血症期，尿酸值進一步增高，尿酸沉積在關節及腎臟等部位形成結晶，有一天就會突然痛風發作。此後痛風反覆發作的階段，就稱為「急性痛風發作期」。

痛風發作在二十四小時內會達到巔峰。在此之後四～五天內會逐漸平息，十天左右疼痛就會消失。

當尿酸值超過九mg／dl，就容易導

小知識

醣類代謝

由食物攝入體內的醣類，會在腸內分解為葡萄糖，經由腸壁吸收進入血液，循環至全身。人體細胞會攝取血液中的葡萄糖，供作能源使用。

多餘的葡萄糖會在肝臟轉變為肝醣，蓄積在肝臟和肌肉。此外，也有部分葡萄糖會轉變為三酸甘油脂，蓄積在脂肪細胞。

蓄積的肝醣和三酸甘油脂會在葡萄糖不足的時候分解為葡萄糖，供給入致痛風發作，不過發作時的尿酸值和發作次數因人而異。

在急性痛風發作期，容易產生其他併發症。痛風持續十年左右，就會演變為慢性病。

③慢性痛風石痛風期

急性痛風發作之後過了十年左右，就會發展成為慢性痛風。患者隨時都會伴隨著疼痛的狀態，在皮下也會出現痛風石。

痛風石約是〇・五～一公分大小，通常會有二～三個痛風石聚集出現。痛風石常出現的部位，除了曾發作的部位外，還有耳朵外側及肘關節外側等。以前耳郭的痛風石被當作痛風的象徵，不過現在已經很少見了。

慢性痛風石痛風期發展到了末期，關節會變形，甚至被破壞而失去功能。

到了這一階段，尿酸結晶會堵塞腎小球，使腎臟喪失過濾功能，造成痛風腎病變或尿毒症。這時就必須進行人工透析，有時甚至可能致命。

以上所述痛風的三個階段，是指疏忽高尿酸血症治療的情況。如今大家已經深知痛風的可怕，也開發出有效的治療藥物，因此越來越少人會使痛風惡化到慢性痛風石痛風期。

痛風病程發展

①無症狀高尿酸血症期

尿酸值超過 7mg/dl，但沒有自覺症狀。

↓

②急性痛風發作期

痛風反覆發作。

↓

③慢性痛風石痛風期

疼痛隨時伴隨，皮下出現痛風石。

血液中。血液中的葡萄糖（血糖）濃度，除了飲食前後，都會藉由胰島素調節維持在一定的值。

這個機制就稱為「醣類代謝」。

當痛風石出現的時候

在慢性痛風階段會出現痛風石

在痛風開始發作的急性痛風發作期，如果沒有妥善進行降低尿酸值的治療，尿酸不僅會蓄積在關節和腎臟，也會蓄積在皮膚下方。

而到了慢性痛風石痛風期，蓄積的尿酸就會形成結晶，皮膚上也會出現塊狀的隆起，這就稱為「痛風石」，形容皮膚隆起如石塊。

痛風石會出現在手背、腳背、耳垂、手肘、膝蓋、腳後跟、阿基里斯腱等體溫較低的部位，但是觸碰時並不會感覺到疼痛。

痛風石有如米粒或大豆一般大小。如果不加以治療，也可能變得比雞蛋還要大。若繼續放任不管，皮膚甚至會破裂，從裂口裡出現類似白色豆腐渣的尿酸結晶。

不過痛風惡化未必就會出現痛風石，一般而言發病的人並不多。

痛風石的治療

當痛風石出現在關節處，關節就有

小知識

糖尿病的三大併發症

如果罹患糖尿病卻不加以治療，使身體一直處於高血糖的狀態，就會對全身的血管、臟器和器官造成不良影響。

此時就會併發其他的生活習慣病。

糖尿病的併發症中，最常見的是糖尿病腎病變（腎臟病）、糖尿病視網膜病變和糖尿病神經病變。這三者便是糖尿病的三大併發症。

①糖尿病腎病變

這項疾病的成因是高

可能被破壞而無法活動。因此必須及早治療。

治療方式有時會採取手術切除痛風石，但通常會進行藥物療法控制尿酸值，使痛風石逐漸縮小直到消失。如果是造成嚴重功能障礙或有礙美觀的痛風石，便有可能需要以手術切除。不過在大多數的情況下，只要尿酸值下降，尿酸結晶就會溶解而排泄，痛風石也會因而變小。

痛風石出現的部位

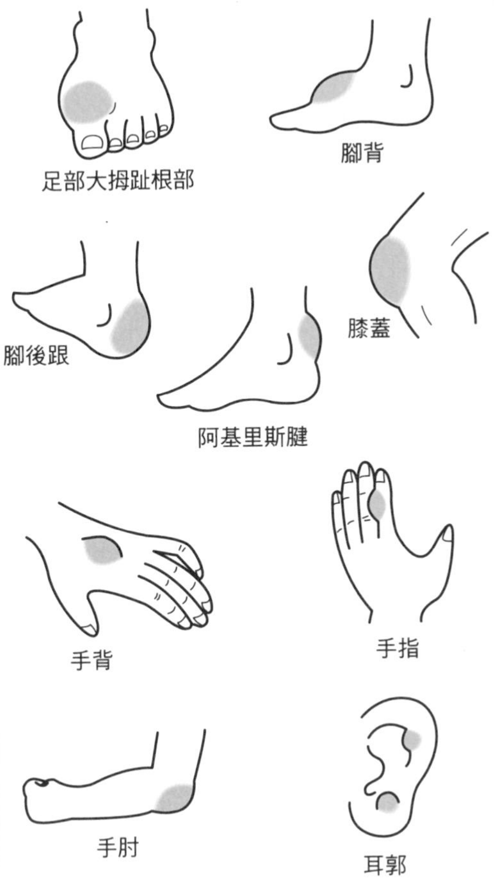

血糖導致腎小球的微血管發生障礙，導致腎小球過濾功能低落，腎臟功能無法完全發揮。在糖尿病患者的死因中，約有一五%是因為糖尿病腎病變。

②糖尿病視網膜病變

這項疾病的原因也是高血糖所造成的。眼睛視網膜的微血管如果阻塞或破裂出血，就會形成視覺障礙。嚴重的話可能導致失明。罹患糖尿病後約經過十年，有五〇%以上的患者會併發此病症。

③糖尿病神經病變

高血糖狀態一直持續，就會使末梢神經出現問題。這時會產生知覺（末梢）神經障礙——如腳部發麻、知覺能力低落等。此外也可能發生自律神經障礙，如異常發汗、暈眩等。

痛風發作與類風濕性關節炎的區別

痛風發作與風濕的原因不同

痛風發作和風濕雖然都會出現關節疼痛的共通症狀，但兩種疾病的成因卻截然不同。此外，風濕通常不會出現急性疼痛發作的症狀。

痛風的成因是因為過多的尿酸蓄積在關節處，形成尿酸結晶，而產生劇烈疼痛。

相對地，風濕則是膠原病的一種，屬於自體免疫疾病。所謂自體免疫疾病，起於某種原因造成免疫系統異常，使得原本負責排除外來病菌等的免疫細胞將自己的身體組織誤認為異物而加以攻擊，造成發炎等症狀。

這種疾病發作原因不明，因此沒有確實的治療方式，是一種難纏的病。所以在治療上，只能採取抑制疼痛的對症療法，或是藉由外科手術來治療因風濕而損壞的關節。

其他如過敏症也屬於自體免疫疾病的一種。

以前關節疼痛的疾病都稱為「風濕」

小知識

糖尿病的自覺症狀

為了及早發現糖尿病，最重要的就是不要忽視糖尿病的自覺症狀。

①多尿

健康成年人的排尿量，男性約為一・五公升，女性約為一公升。不過一旦罹患糖尿病，腎臟就會排泄大量血糖和水分，因此就會喝很多水，尿量也會達到每日二～四公升以上。

②口渴

血糖值增高時，為了

從前「風濕」一詞意指關節疼痛的疾病，因此痛風也被視為風濕的一種。大約到了十九世紀後，人們才了解風濕和痛風是不同的疾病。

但是直到現在，仍有一些骨科醫院將痛風和風濕設置在同一個診療科目進行治療，這也是沿襲了過去以風濕統稱所有關節疼痛疾病的習慣。

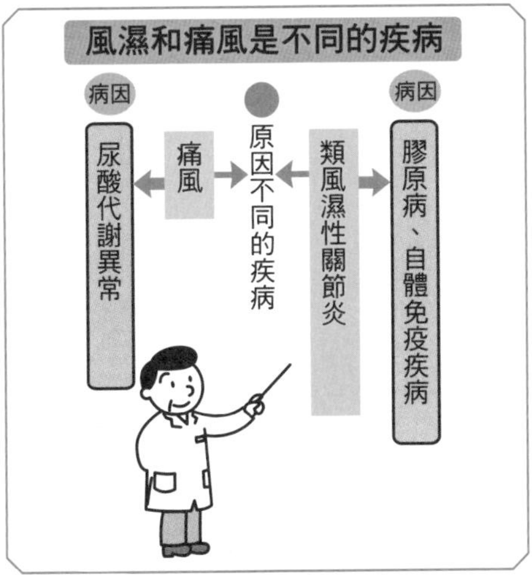

痛風是因為尿酸代謝異常所導致的疾病，以飲食療法為治療重點。因此痛風如今是在內分泌科、風濕免疫科或腎臟科進行診療。不過如果因為痛風導致關節損壞必須動外科手術時，就得在骨科進行。

分子生物學等醫學領域大為進步

由於分子生物學和分子遺傳學在二十世紀後半有突破性的發展，使得人類身體的構造、功能和生命現象等，已經可以由分子的層面來分析了。

因此，昔日不為人知的基因構造與功用，以及荷爾蒙等內分泌系統的功用等，如今也都能逐一得到科學性的客觀解釋。

要以大量水分排泄葡萄糖，身體就會感到口渴而喝很多水。

③體重下降

如果糖尿病惡化，就會因為胰島素不足而無法吸收足夠的葡萄糖，此時體內的脂肪和蛋白質就會分解為葡萄糖。所以有時會出現不論吃多少都會變瘦的症狀。

④四肢無力、容易疲累

胰島素的功能不佳，就無法順利吸收葡萄糖，此時身體能源不足，就容易感到疲累。

⑤視力衰弱

糖尿病併發視網膜病變時，視力就會衰弱。

痛風與糖尿病的共通點

痛風與糖尿病是代謝異常的疾病

痛風的成因是吃太多或運動不足等原因造成肥胖，使尿酸無法順利代謝而導致血液中的尿酸過多。

糖尿病的成因則是細胞吸收血糖時所需的荷爾蒙（胰島素）分泌不足或無法正常發揮作用，使得血糖過高。

也就是說，痛風的原因是尿酸過多，糖尿病的原因則是醣類過多。雖然構成兩者直接病因的物質並不相同，但這兩種疾病的共通點就是都屬於代謝異常的疾病。

此外，痛風和糖尿病的發病原因都與吃太多造成的營養過剩有關，所以飲食療法是重要的治療方式。這也是兩者另一個共通點。

痛風和糖尿病屬於代謝症候群

所謂「代謝症候群」（metabolic syndrome），其症狀是因為內臟脂肪型肥胖造成肝臟等部位的代謝功能發生問題，導致三酸甘油脂值、膽固醇值、尿酸值、血糖值等上升，併發高血脂症、

小知識

糖尿病的治療①

糖尿病的基本治療是飲食療法、運動療法和藥物療法。在這三種療法中，對糖尿病而言最重要的就是飲食療法。

所有糖尿病患者不論病情輕重，都必須終生持續飲食療法。和痛風及腎臟病患者相較，糖尿病患者攝取熱量必須遵循更嚴格的限制。

飲食療法不僅需要控制熱量攝取，膳食內容也必須充分顧慮到營養均

高尿酸血症（痛風）、糖尿病等生活習慣病。

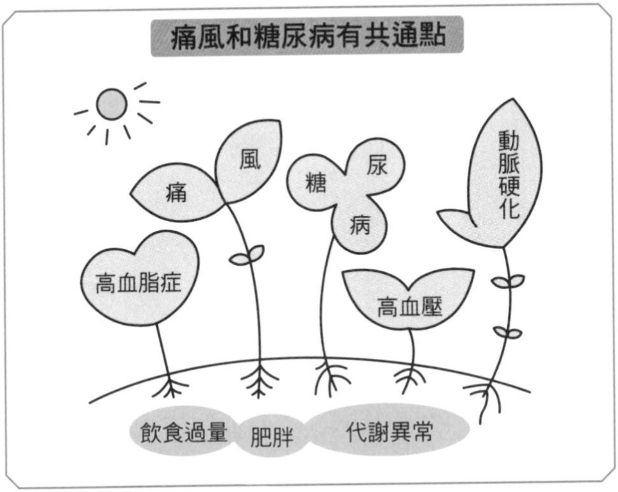

以前治療動脈硬化、高血壓、糖尿病、痛風等生活習慣病的時候，是將它們個別當作單獨的疾病處理，並以改善症狀為治療主流。

「代謝症候群」這一病名之所以會產生，是因為大家開始注意到生活習慣病的發病背景都是吃太多等因素造成肥胖並導致代謝異常，亟思重新整理對於生活習慣病的觀念和治療方式。

目前聽醫生診斷說「你得了代謝症候群」的人應該還不多，但是今後對於各種生活習慣病的預防和治療方式一定會逐漸改變。

自人類誕生以來，還沒有哪一個時代曾存在比現今更多的肥胖人口。醫學界大概也是顧慮到飲食過量對健康造成傷害的問題今後會越來越嚴重，才會試圖換一種醫療的思考方式。

衡。

因此，糖尿病的飲食療法被稱為最佳的健康飲食。

糖尿病患者首先要算出自己的標準體重，並以此為根據找出符合自己生活所需的每日應攝取總熱量。

一般而言，每日應攝取總熱量是以標準體重（公斤）乘以二十五～三〇大卡。在相乘數值的選擇上，如果大部分時間是在室內工作或生活（譬如擔任事務性工作），就乘以二十五大卡；沒有從事特別勞力工作的人（譬如業務員）乘以三〇大卡；但從事勞力工作的人就要乘以四〇大卡。

痛風的高危險群

罹患痛風的人都有共通點

如果屬於日常生活中會使尿酸值增高的人，就較容易罹患痛風（高尿酸血症）。

①吃太多、攝取過多熱量的人

肥胖會使尿酸值上升。痛風患者大約有七〇%過胖。

②喝太多酒的人

過多酒精會使身體製造大量嘌呤，增高尿酸值。此外，酒精也會阻礙尿酸排泄。

③壓力過大的人

壓力會導致尿酸值上升。無法有效解除壓力的人，可說是屬於容易罹患痛風的性格。

④從事劇烈運動（無氧運動）的人

從事需要憋氣的劇烈運動（無氧運動），會消耗三磷酸腺苷（ＡＴＰ）作為能源。這時肌肉就會產生大量嘌呤，使尿酸值增加。

此外，流汗後如果沒有補充水分，腎臟排泄的尿酸就會減少，導致尿酸值增高。

小知識

糖尿病的治療②

糖尿病的飲食療法，除了遵守每日應攝取熱量值外，在擬定菜單的時候，也要根據「食品交換表」，考慮以下幾點來進行。

①營養要均衡

飲食必須均衡攝取蛋白質、醣類和脂質三大營養素。在每日應攝取總熱量中，蛋白質占一五%～二〇%，醣類占五〇%～六〇%，脂質占二〇%～二五%。

⑤罹患其他生活習慣病的人

如果同時罹患糖尿病和腎臟病等其他生活習慣病，由於腎臟功能低落，尿酸的排泄量就會減少，於是導致尿酸值增高。

⑥因為其他疾病服用治療藥物的人

部分的降血壓藥、氣喘藥和抗結核藥等，具有增高尿酸值的副作用，包括fluitran、lasix 等利尿降血壓劑，以及theodur等氣喘藥。這時必須和醫生討論換藥事宜。

除此之外，以下幾種人也容易罹患痛風。

⑦三酸甘油脂值過高的人

大約有半數的痛風病患，其三酸甘油脂值也過高，併發高血脂症。這也屬於代謝症候群。

⑧家人或親屬當中有痛風病患

雖然還沒有科學證據顯示痛風會遺傳，但從臨床醫學的經驗及統計來看，的確有些人的先天體質就易罹患痛風。

由於一家人的飲食生活環境大多相似，因此如果有攝取過多動物性蛋白和動物性脂肪的傾向，就會成為誘發痛風的原因。

為了避免符合上述條件，應主動改善生活習慣，才能預防痛風。

痛風的高危險因子

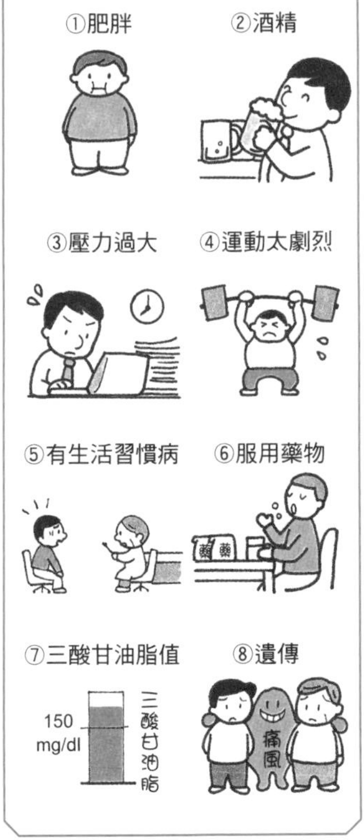
①肥胖
②酒精
③壓力過大
④運動太劇烈
⑤有生活習慣病
⑥服用藥物
藥
藥
⑦三酸甘油脂值
150
mg/dl
三酸甘油脂
⑧遺傳
痛風

◇2 烹調時少用油脂

一公克脂質就有九大卡的熱量，因此烹調時應該盡量少用油。蔬菜沙拉需要調味時，避免使用美乃滋或沙拉醬，改用檸檬、香草或香辛料等。

痛風是否會遺傳

和基因診斷，但卻無法斷言這種治療方式什麼時候才能普及。

至於痛風的基因治療，目前也可說是處於同樣的狀態。

嘌呤代謝異常症

在痛風與高尿酸血症的遺傳研究之中，有一項疾病已經確知是由基因缺陷所造成的，那就是嘌呤代謝異常症。此疾病的患者天生就缺乏嘌呤分解為尿酸的代謝過程中所需的酵素，因而導致嘌呤過多（請參照第三十二頁）。

痛風與遺傳還沒有解答

目前基因研究發展最迅速的是大腸疾病的領域。以家族性大腸瘜肉症為例，已經發現數種影響基因了。

大腸瘜肉症是大腸出現眾多瘜肉的疾病，容易演變為大腸癌。由於以前就已經知道某些家族的成員特別容易罹患大腸瘜肉症，因此有關的基因研究相對地比較容易進行。

不過，這項疾病目前也沒有基因治療法。將來雖然必定會發展出基因治療

小知識

糖尿病的治療③

③不要吃太快

食量大而且過胖的人，通常都吃得很快。由於腦內使人產生飽足感的飽食中樞要經十五～二十分鐘才會產生功用，如果吃太快，在感覺飽足之前就已經吃了太多食物，造成熱量過剩。

為了避免吃太快，應該要求自己每一口都要嚼十五次以上。

④不宜勉強減重

過胖的人必須將體重

具有這種基因缺陷的人，如HPRT缺乏症的患者，在二十歲之前就會因為尿酸產生過多而罹患高尿酸血症與痛風。除了得到高尿酸血症外，有這種基因缺陷疾病的患者也會在年幼時就出現免疫異常的症狀。在此情況下就會嘗試進行基因治療。

基因診斷和基因治療，有時會被媒體炒作為消滅癌症、愛滋病等絕症的治療法。但事實上，雖然基因診斷已經在某些領域開始進行，但多半還屬於基礎研究的階段。大概要到二十一世紀中葉以後，人們才可能享受到基因治療的裨益。

減到標準體重。但是減重時不應採取絕食或只吃蒟蒻等低熱量食物的極端減肥法。

一個月減一～二公斤，才不會反而對身體造成不良影響。

基因治療

將正常的基因送入患者細胞內，取代有缺陷或損壞的基因，藉此治療疾病。運送基因時，會使用病毒等當載體（稱為 vector），亦即將治療用的基因植入病毒載體的基因，以局部注射等方式送到患部的細胞。這種治療法是利用病毒進入細胞便會取代基因的特性而發展。

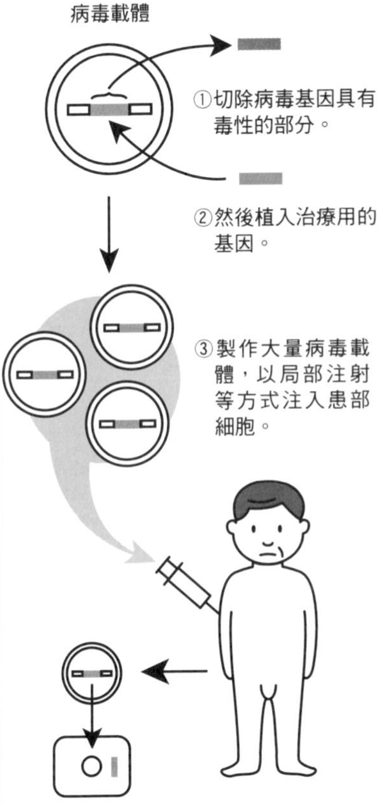
病毒載體
①切除病毒基因具有毒性的部分。
②然後植入治療用的基因。
③製作大量病毒載體，以局部注射等方式注入患部細胞。

④病毒載體進入患部細胞，所帶的正常基因取代有缺陷的基因。

食物的嘌呤、尿酸含量表㈡

食物	部位	總嘌呤含量 (mg/100g)	換算尿酸量 (依 mol 數)
牛肉	前胸	77.41	92.46
	肩胛	90.21	109.27
	里肌	98.37	119.36
	大腿	110.75	134.49
	小腿	106.42	127.76
	肝臟	219.76	255.53
	舌頭	90.45	109.27
	心臟	184.97	223.59
	腎臟	174.16	203.41
	瘤胃	83.95	99.18
雞肉	翅膀	137.54	168.11
	胸肉	153.88	188.28
	腿部	122.88	149.62
	皮	119.68	142.89
	肝臟	312.24	363.12
	胗	142.86	169.79
羊肉	成年羊肉	96.19	117.68

食物	部位	總嘌呤含量 (mg/100g)	換算尿酸量 (依 mol 數)
去骨火腿		74.16	90.78
絞肉火腿		64.36	79.01
羊肉小熱狗		45.46	55.48
熱狗		49.85	60.52
培根		61.76	75.65
義式蒜味香腸		120.44	146.26
（罐裝）鹹牛肉		46.97	57.16
肝泥		79.99	94.14
魚類			
鰹魚		211.38	258.89
鮪魚		157.44	193.33
三線雞魚		149.30	183.24
馬鮫		139.33	171.47
沙鮻		143.86	176.52
飛魚		154.58	188.28
虹鱒		180.93	216.86
鯛魚		128.88	158.02

※下接 110 頁。（資料參考：日本痛風．核酸代謝學會〈高尿酸血症與痛風的治療指南〉）

第 5 章

痛風的檢查

懷疑罹患痛風時應該求診哪一科？

痛風是由尿酸值增高的高尿酸血症演變而來的。當尿酸（尿酸鹽）蓄積在關節等部位形成結晶，就會導致劇痛發作（急性關節炎）。

痛風這種疾病早在西元前就出現，因此廣為人知。不過對於「高尿酸血症」這個病名，則可能還有許多人不是很熟悉。

這是因為直到十八世紀，人們才知道造成痛風的原因是尿酸。而要到十九世紀中葉，才明白痛風和高尿酸血症是同一種疾病。

近代醫學界開始研究痛風後歷經大約兩百年，這項疾病的構成要素才逐漸能夠以科學方式闡明，並出現了「高尿酸血症」這樣的新病名。

到了二十世紀，代謝方面的研究突飛猛進。近年來，由於更加了解生活習慣病的共通病因，也出現「代謝症候群」這樣的新觀念。

目前專門診療痛風的科別，包括痛風科、骨科、腎臟科、內分泌代謝科、風濕免疫科等。痛風發作時，可以到上述專科接受診療。

小知識

缺血性心臟病

缺血性是指血液流動不順的意思。缺血性心臟病是因為心臟血管的血液無法充分流動而導致的心臟病。

此類心臟疾病包括冠狀動脈硬化所導致的狹心症（心絞痛）及心肌梗塞。

狹心症的成因是冠狀動脈硬化、變窄，使血液無法充分輸送到心臟，造成心臟呈現缺氧狀態（缺血），導致胸口疼痛等症醫院的選擇方式也很多。可以找交通方便、熟識的醫院，或是從報刊雜誌和網路調查對各家醫院的評比，也可以詢問已接受治療的痛風患者求診經驗供作參考，最好是選擇有痛風專科醫生的醫院。

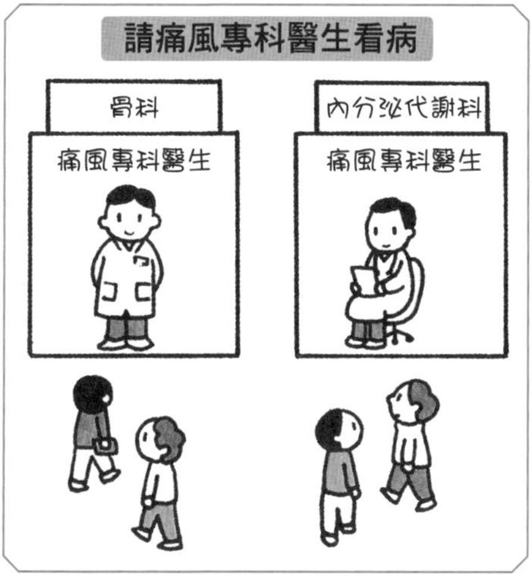
請痛風專科醫生看病
內分泌代謝科
痛風專科醫生
骨科
痛風專科醫生

痛風專科醫生

專科醫生制度是為了培育具備疾病知識與診療經驗的醫生，由各醫學學會獨自設立的制度。對象是通過國家考試約五年以上的醫生。在經歷數年的訓練期之後，通過專科醫生考試的醫生便能得到此項資格。

即使獲得認定為專科醫生，每隔數年仍然必須進修並更新資格，而且要隨時掌握該科最新的醫療技術。因此，專科醫生制度對病患而言是相當值得信賴的制度。

以痛風來說，目前痛風專科醫生還不多。

一般而言，進行健康檢查的是內科。但診斷出尿酸值過高或高尿酸血症

狀發作。

此病發作時，胸口會有如被勒緊般疼痛。但症狀只是一時的，過了數十秒或十分鐘後就會自然平息。當發作結束後，應該及早接受專科醫生的治療。

冠狀動脈硬化的情況如果進一步惡化，血管變得更窄，而導致血栓等阻斷血流，血液無法繼續往前流，就會造成部分心臟肌肉死亡。這種疾病就是心肌梗塞。

使心臟跳動的肌肉（心肌）一旦死亡，就無法輸出充足的血液。而且心肌死亡便不可能再生。因此心肌梗塞發作的人大約有四〇%會喪命。

心肌梗塞的症狀特徵如下：

後，通常會在內分泌代謝科或風濕免疫科接受治療。如果附近的醫院沒有這兩科，也可以到骨科的風濕科或腎臟科看診。

譬如先前尚不曾接受過高尿酸血症治療的人，如果有一天突然痛風發作，就有可能會先前往骨科的風濕科去求診。

當痛風或風濕惡化，造成關節破壞，便會由骨科醫生動外科手術。即使是已經在內分泌代謝科接受痛風治療的病患，當病症慢性化、無法以飲食療法和藥物療法治癒的時候，也可能會被轉診到骨科尋找痛風及風濕的專科醫生協助。

痛風的專科醫生，包括內分泌代謝科的專科醫生，以及骨科的痛風、風濕科專科醫生。如果只是在痛風初期階段，不論是請上述哪一邊的醫生治療都沒有太大的差別。

痛風如果不治療，也有可能喪命

痛風的劇痛發作，在初期階段只要七～十天就會痊癒，並不會因此造成生命危險。

不過如果因為疼痛平息就不加以治療，痛風就會慢性化，劇痛發作也會反覆出現。

一旦招致高血脂症、高血壓、腎臟病及糖尿病等併發症，並繼續放任這些疾病惡化，就有可能會喪命。

痛風發作可說是罹患高尿酸血症的警報。千萬別置之不理，否則就會招致嚴重的後果。

・胸口產生劇烈疼痛並持續三十分鐘以上。流冷汗，感覺噁心。

・面色蒼白，遲遲無法自行活動身體。

・當心律不整的症狀出現，就會產生痙攣並失去知覺。

已經接受心肌梗塞治療的人，此時應先將硝化甘油片放在舌下使其溶解，並立刻請救護車送到有專科醫生的醫院緊急住院。

沒有接受過治療的人，則應該立刻請救護車送到有專科醫生的醫院住院。

痛風檢查的目的

痛風的檢查有以下三個目的：

①確認病患的症狀是痛風。
②查明痛風的成因。
③決定治療方針。

痛風的檢查基本上和高尿酸血症的檢查相同。不過因為罹患痛風之後容易招致高血脂症、糖尿病、高血壓等併發症，因此需要進行更全面的檢查。

痛風的診斷標準

在血液生化檢查中，尿酸值（血清尿酸值）超過七mg／dl就會被診斷為高尿酸血症。

不過痛風則因為劇痛發作的尿酸值會有個人差異，因此無法訂立明確的標準數值。

目前醫學界是參考下文將介紹的美國風濕協會（ARA）所訂立的痛風診斷標準，根據下列幾點來判定是否罹患痛風：

A關節滑液之中有尿酸鹽結晶。
B痛風石（腫塊）中有尿酸鹽結晶。
C符合以下十一個項目中的六項以上：
①曾出現兩次以上的急性關節炎（痛風

小知識

缺血性心臟病的治療

缺血性心臟病的治療包括藥物療法、血管重建療法及外科療法。

①藥物療法

狹心症及心肌梗塞發作時，會將硝化甘油片放入患者舌下使之融化，藉此平息發作的症狀。這是一種具有速效的藥物，因此曾發作過的患者都會隨身攜帶此藥，以應付發作時的緊急情況。

預防發作的藥，則有鈣離子阻斷劑、β阻斷劑發作）症狀。
②炎症（痛風發作的疼痛）在開始後二十四小時內達到巔峰。
③關節炎只出現在一處關節。
④關節有發紅的現象（關節紅腫）。
⑤第一蹠趾關節疼痛或腫脹（足部大拇趾根部關節劇烈疼痛、發腫）。
⑥發作於單腳的第一蹠趾關節（足部大拇趾根部）（痛風發作於腳部單一部位的關節）。
⑦發作於單腳腳踝的關節。
⑧有痛風石。
⑨血清尿酸值上升。
⑩X光片上可看到不對稱的腫脹（以X光拍攝患部，會看到關節組織腫脹）。
⑪發作會完全平息。

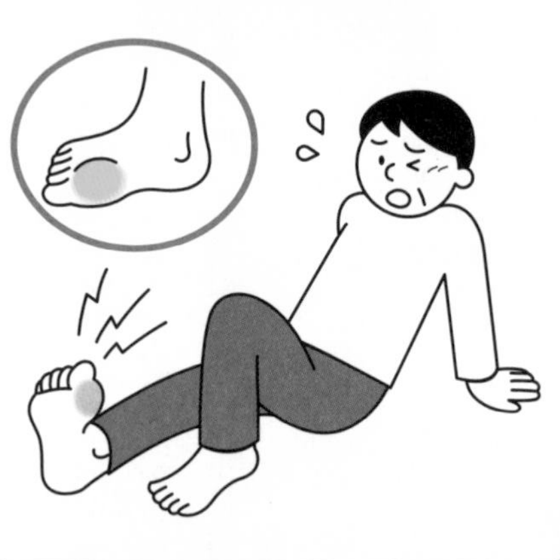
痛風發作的症狀

調查尿酸值增高原因的檢查

尿酸值會增高的原因，包括尿酸產生過多（尿酸產生過多型）以及腎臟無法充分過濾尿酸（尿酸排泄不良型）這兩種。

因此，必須藉由以下幾種檢查測量

及持續性硝化甘油片等。

此外，為了使動脈硬化的血管患部安定，有時也會使用HMG-CoA還原酶抑制劑（Statins）類的降血脂藥。

◇2 血管重建療法

這種治療法稱為經皮冠狀動脈介入性治療（PCI）。治療時將前端裝有氣球的導管從大腿根部或手臂等部位較粗的動脈插入，經由血管送到冠狀動脈，在發生動脈硬化的血管內使氣球膨脹，擴張變窄的血管。

為了避免擴張的血管再度變窄，有時會將一種以金屬或合成樹脂製成的筒狀物（stent）設置於發生動脈硬化的血管部位。

血管重建療法不需要動用到外科手術，可說是尿酸的排泄率，並檢查尿中和血液中成分的狀態，以及腎臟功能，藉以診斷患者到底屬於尿酸產生過多型還是尿酸排泄不良型。

●尿中尿酸量檢查

收集患者在二十四小時或數小時之間所排泄的所有尿液，測量其中尿酸的總量。這項檢查的用意是要得知患者一天排泄多少尿酸。

●血清肌酸酐檢查

這是血液生化檢查的項目之一。

血清肌酸酐是蛋白質在體內作為能

美國風濕協會（ARA）訂立的痛風診斷標準

Ⓐ	關節滑液之中有尿酸鹽結晶。
Ⓑ	痛風石（腫塊）中有尿酸鹽結晶。
Ⓒ	符合以下十一個項目中的六項以上。
①	曾出現兩次以上的急性關節炎（痛風發作）症狀。
②	炎症（痛風發作的疼痛）在開始後二十四小時內達到巔峰。
③	關節炎只出現在一處關節。
④	關節有發紅的現象（關節紅腫）。
⑤	第一蹠趾關節疼痛或腫脹（足部大拇趾根部關節劇烈疼痛、發腫）。
⑥	發作於單腳的第一蹠趾關節（足部大拇趾根部）（痛風發作於腳部單一部位的關節）。
⑦	發作於單腳腳踝的關節。
⑧	有痛風石。
⑨	血清尿酸值上升。
⑩	X光片上可看到不對稱的腫脹（以X光拍攝患部，會看到關節組織腫脹）
⑪	發作會完全平息。

以內科治療的卓越療法。這種治療對病患造成的身心負擔較輕，手術後一週到十天便可以出院。

③外科療法

當血管重建療法不易進行，或是進行血管重建療法之後仍反覆發作，這時為了讓血液循環迴避變窄的血管，就會在冠狀動脈移植供作繞道的血管。

移植的血管是由病患大腿等部位切除部分血管代用。

這項手術是由心臟血管外科的專科醫生進行。如果手術順利，而且沒有併發症，大概三～四週就可以出院。

除了上述三種治療法之外，為了預防冠狀動脈硬化，平時就應該改善日常生活習慣。

量使用後所殘餘的廢物，它會經由腎小球過濾。測量血清肌酸酐的值，就可以了解腎臟功能的狀態。

●血尿素氮（BUN）

這也是血液生化檢查的項目之一。血尿素氮是指血液中尿素所含有的氮，這是蛋白質在體內作為能量使用後所殘餘的廢物。

血尿素氮會經由腎小球過濾並排泄到尿中，因此這項檢查可以了解腎臟功能的狀態。如果食物中蛋白質的含量太高，就會出現較高的數值，不過這和腎臟功能並沒有關係。

●尿沉渣

尿沉渣是利用遠心分離機讓尿中的固體成分（紅血球、白血球、尿酸結晶等）沉澱，並以顯微鏡觀察，檢查腎臟和尿路的狀態。這項檢查也可以得知患者是否有尿路結石。

●尿蛋白

人類的血液當中含有一定的蛋白質，以維持生命活動。血液中的蛋白質通常會在腎小球過濾，其中大部分會由腎小管吸收，不會排泄到尿中。然而如果腎小球或腎小管出現異常，蛋白質就會不斷排到尿中。

因此，當尿中的蛋白質增加，就表示腎臟功能出現問題。

●尿潛血反應

腎臟或尿路如果出血，尿中就會摻有紅血球。這項檢查便是將試紙浸在尿液中，檢查是否有紅血球摻入其中。大量出血的時候，尿液會變成鮮紅色，形成血尿。

尤其高血壓、高血脂症和抽菸是缺血性心臟疾病的最大誘因。因此應嚴禁吸菸，避免過量飲食，致力於減少膽固醇及三酸甘油脂等導致動脈硬化的因素。

高血壓、高血脂症的患者或是抽菸的人，若與健康的人相較，其發病機率是二～四倍。尤其如果同時兼有高血脂症及糖尿病，或是兼有高血脂症和高血壓，發病機率更高達十六倍。

至於同時併發高血脂症、糖尿病和高血壓這三種疾病的人，發病機率則是正常人的三十二倍。

總結日常生活的注意要點，就是要控制動物性脂肪的攝取量，一天的膽固醇攝取量在三〇〇毫克

調查有無併發症的檢查

罹患痛風，就容易併發高血脂症、動脈硬化、糖尿病、腎臟病等生活習慣病。這些疾病的檢查項目幾乎都包含在血液生化檢查裡。

要了解是否併發高血脂症和動脈硬化，可檢查膽固醇值、三酸甘油脂值；糖尿病的檢查依據是血糖值；至於腎臟病的檢查依據是血尿素氮、肌酸酐等。

調查尿酸值增高原因的檢查

檢查名稱	檢查內容
尿中尿酸量檢查	收集二十四小時或數小時之間所排泄的所有尿液，測量其中尿酸的總量，求得一天排泄的尿酸量。
血清肌酸酐	血清肌酸酐是蛋白質在體內作為能量使用後所殘餘的廢物。它會經由腎小球過濾。測量血清肌酸酐的值，就可以了解腎臟功能的狀態。
血尿素氮（BUN）	血尿素氮是血液中尿素所含有的氮，這是蛋白質在體內作為能量使用後所殘餘的廢物。血尿素氮會經由腎小球過濾並排泄到尿中，因此這項檢查可以了解腎臟功能的狀態。
尿沉渣	以遠心分離機使尿中的固體成分（紅血球、白血球、尿酸結晶等）沉澱，並以顯微鏡觀察，檢查腎臟和尿路的狀態。這項檢查也可以得知是否有尿路結石。
尿蛋白	人類血液中的蛋白質即使在腎小球過濾後，還是會經由腎小管再度吸收，幾乎不會排泄到尿中。如果腎小球或腎小管出現異常，蛋白質就會不斷排到尿中。因此藉由測量尿中的蛋白質，就可以知道腎臟功能是否出現問題。
尿潛血反應	腎臟或尿路如果出血，尿中就會摻有紅血球。這項檢查是將試紙浸在尿液中檢查是否有紅血球反應。大量出血的時候，憑肉眼也可觀察到血尿現象。

以下。此外，應計算自己的標準體重，並以此為目標解決肥胖問題。

痛風的三種類型

痛風發作的原因

當尿酸值超過七mg／dl，被診斷為高尿酸血症之後，如果仍舊放任不管，尿酸值就會進一步增高，惡化為痛風，並演變為慢性病，而且劇烈疼痛也會反覆發作。

此外，部分病患並不知道自己的尿酸值過高，直到劇痛發作連忙去醫院求診，才知道已經罹患痛風。

痛風的成因是體內尿酸值異常增高，在關節處形成尿酸結晶，並造成劇痛發作。依據尿酸增加的方式，痛風可以分為下列三類。

①尿酸產生過多型痛風

肝臟製造太多尿酸，導致尿酸值過高而成為痛風。這種疾病的成因主要是遺傳因素。由於嘌呤合成時所需的酵素天生異常，使得身體產生過多嘌呤，增高尿酸值。

大約有一〇％的痛風病患屬於尿酸產生過多型。

②尿酸排泄不良型痛風

腎臟功能出現問題，導致尿酸難以

小知識

腦中風

腦中風的成因是腦動脈破裂出血或阻塞不通，使得血流不順，而造成腦部功能障礙。腦中風有以下幾種。

①腦出血

腦血管破裂出血，使得腦細胞死亡，且腦部功能出現障礙。由於高血壓或老化讓血管變得脆弱，就容易導致腦出血。約占腦中風死亡率的二五％。

②腦梗塞

腦部動脈硬化的血管

排泄到尿中，造成尿酸值過高而成為痛風。此外，尿液酸鹼值如果在pH六以下，成為酸性尿，尿酸就不易溶解於尿中，排泄量也會因而降低，導致尿酸值增高。

大約有六〇%的痛風病患屬於尿酸排泄不良型。

③混合型痛風

這是尿酸產生過多型和尿酸排泄不良型同時發生的痛風，所以稱為混合型痛風。

大約有三〇%的痛風病患屬於混合型。

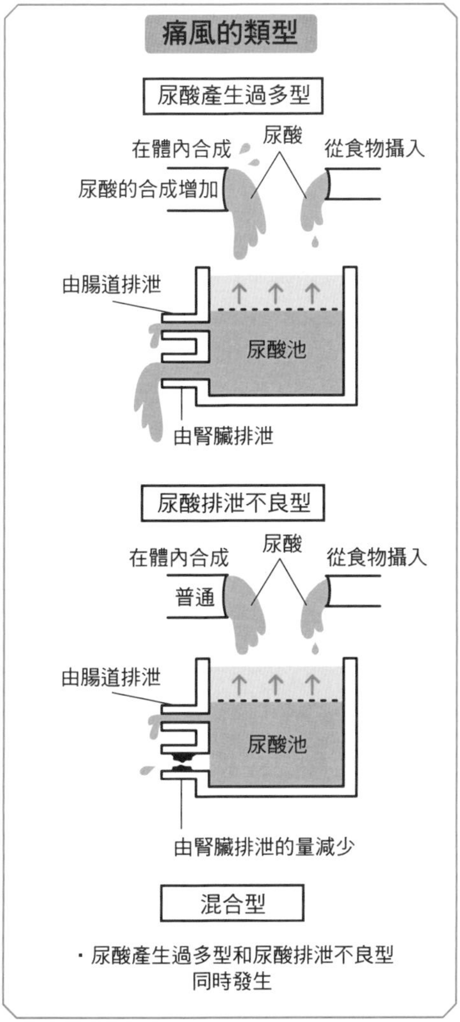

因血栓堵塞，使血流停止，並造成腦細胞死亡及腦部功能障礙。約占腦中風死亡率的六〇%。

③蜘蛛膜下出血

在包覆腦部的軟膜、蜘蛛膜、硬膜中，蜘蛛膜和軟膜之間的動脈瘤破裂出血，壓迫到大腦，就稱為蜘蛛膜下出血。發作時會有頭痛、嘔吐等症狀，也可能失去意識並死亡。約占腦中風死亡率的一〇%。

④短暫性腦缺血

腦部血管暫時堵塞，不過會在二十四小時以內復原。可視為腦梗塞發作的前兆。

食物的嘌呤、尿酸含量表㈢

食品	部位	總嘌呤含量(mg/100g)	換算尿酸量(依 mol 數)	食物	部位	總嘌呤含量(mg/100g)	換算尿酸量(依 mol 數)
比目魚		133.39	163.07	(未成熟)鮭魚卵		15.69	18.49
鯡魚		139.61	169.79	鯡魚卵		21.87	25.22
日本竹筴魚		165.27	198.37	**貝類・軟體動物**			
白腹鯖		122.08	149.62	魷魚		186.76	223.59
五條鰤		120.83	147.94	章魚		137.34	159.70
鮭魚		119.33	146.26	日本對蝦		195.29	235.35
香魚		133.08	161.39	中國對蝦		273.17	321.09
七星鱸		119.51	146.26	磷蝦		225.67	267.29
軸魚		124.19	151.30	雪蟹		136.41	161.39
秋刀魚		154.85	184.92	帝王蟹		99.60	119.36
鯉魚		103.16	126.08	海瓜仔蛤		145.45	171.47
鰈魚		112.98	136.17	牡蠣		184.53	213.50
泥鰍		136.04	161.39	文蛤		104.45	122.72
西太公魚		94.85	114.31	**魚乾**			
鰻魚		92.13	110.95	沙丁魚		305.66	358.07
日本叉牙魚		98.47	117.68	日本竹筴魚		245.83	289.15
鱈魚卵		120.66	141.21	秋刀魚		208.82	245.44

※下接 136 頁。（資料參考：日本痛風・核酸代謝學會〈高尿酸血症與痛風的治療指南〉）

第 6 章

痛風的治療

痛風突然發作時的因應措施

初次痛風發作時

一般而言，痛風的劇痛發作（急性關節炎）常在半夜或是凌晨出現。初次發作部位通常是在足部大拇趾根部的關節。如果排除了腳傷、化膿或撞傷等其他造成疼痛的因素，就有可能是急性痛風發作。

其他容易成為初次痛風發作的部位，包括腳踝關節、腳背、阿基里斯腱周圍等。很少發生在手關節。此外，只發作在一處關節，不會同時有其他部位的關節感到疼痛。

初次發作的時候，如果手邊沒有止痛藥（非類固醇類消炎止痛藥），應靜靜躺在床上，並在痛風發作的腳下鋪座墊或椅墊，讓腳抬到比心臟高的位置。接著要以浸過冰水的毛巾等冰敷患部。千萬不可以推揉或按摩患部，否則會刺激發炎的部位，使症狀更嚴重。

百服寧（Bufferin）等乙醯水楊酸類（阿斯匹靈）的止痛藥，如果服用太多，反而會使痛風發作的症狀更嚴重，應多加留意。

小知識

高血壓

收縮壓（最高血壓）在一三〇mmHg以上，舒張壓（最低血壓）在八十五mmHg以上，稱為高血壓。

國內目前大約有超過四百萬的高血壓患者。

高血壓可分為原發性高血壓及續發性高血壓兩種。

①原發性高血壓

除了遺傳因素及日常生活習慣不佳等原因之外，沒有其他特別病因的高血壓。

痛風發作後，必須儘早接受痛風專科醫生的診療。

痛風發作的疼痛即使不去治療，經過一週到十天左右也會平息。不過痛風除了劇痛發作之外並沒有其他的症狀，導致有的人在疼痛消失後因此而放心不再管它。但短則一週，長則數年之後，一定還會再度痛風發作。

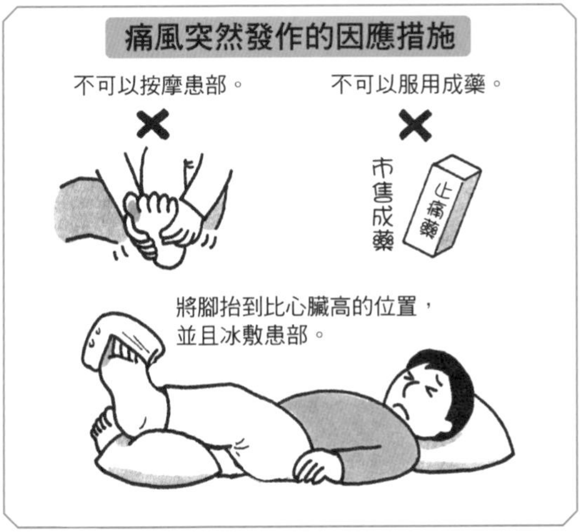
痛風突然發作的因應措施
不可以按摩患部。
不可以服用成藥。
市售成藥
止痛藥
將腳抬到比心臟高的位置，
並且冰敷患部。

接受痛風治療的人復發時

痛風患者即使接受過治療，如果不遵照醫生的指示，痛風仍舊有可能再度發作。

一旦復發時，可以服用醫生開的止痛藥（非類固醇類消炎止痛藥），並儘早前往醫院接受診療。止痛藥只能暫時減輕疼痛，並無法使尿酸值下降。

任由痛風一再的發作，就會演變為重症。如果沒有抱著終生持續治療的決心，就會面臨嚴重的後果。

大約有九五%的高血壓患者屬於原發性高血壓。

②續發性高血壓

因為其他疾病導致血壓增高的高血壓。

常見的續發性高血壓，包括腎臟功能低落造成的腎臟病高血壓，以及促使血壓上升的荷爾蒙過度分泌所導致的內分泌性高血壓。

血壓一旦增高，就容易招致其他併發症狀或生活習慣病，如動脈硬化、腎臟功能低落、腦中風、心臟肥大等。

痛風發作的特徵

痛風發作的原因

蓄積在關節的尿酸（尿酸鹽）結晶呈現針狀，因此很多人會誤認為痛風發作是因為針狀結晶刺激了關節神經所造成的。

事實上，劇痛產生的過程是如此：人體內的白血球會將尿酸結晶當作異物，為了試圖排除結晶而加以攻擊。但因為尿酸結晶是無生物，白血球無法藉由吞噬對方進行排除工作，反而會自行毀滅。

破壞的白血球會釋放出活性氧、蛋白分解酵素、前列腺素及細胞激素等，這些物質刺激關節神經，擴張微血管，並使血流加劇，造成劇烈疼痛及腫脹。

如果將痛風發作關節部位的關節滑液取出，在顯微鏡下觀察，可以看到被白血球吞噬的尿酸結晶。只要能證明這一點，就可以確認疼痛發作百分之百是痛風症狀。但首要前提是要能夠證明這些結晶一定是尿酸。

至於痛風發作為什麼會平息，目前還不是很清楚原因。

小知識

成為高血壓病因的不良生活習慣

原發性高血壓的病因並不明確，不過其誘因包括遺傳因素及不良生活習慣等。

增高血壓的要因有以下幾種：

①鹽分攝取過多

攝取過多的鹽分時，身體為了稀釋血液中的鈉濃度，就會增加水分，導致血壓增高。

②肥胖

③運動不足

痛風發作的部位

痛風初次發作幾乎都是在足部大拇趾根的關節。除此之外，也可能發作於腳背、腳踝、阿基里斯腱周圍、腳跟及膝蓋等。

劇痛發作即使不去治療，經過一週到十天也會平息。但如果誤以為這樣就已經痊癒而不去治療，尿酸就會繼續增加，痛風發作也會一再出現。

痛風如果成了慢性病，劇痛發作也會擴及出現在膝蓋、手、手肘等其他部位，並有可能同時發作於兩處以上的關節。

此外，手背及耳朵等處也可能會產生痛風石。

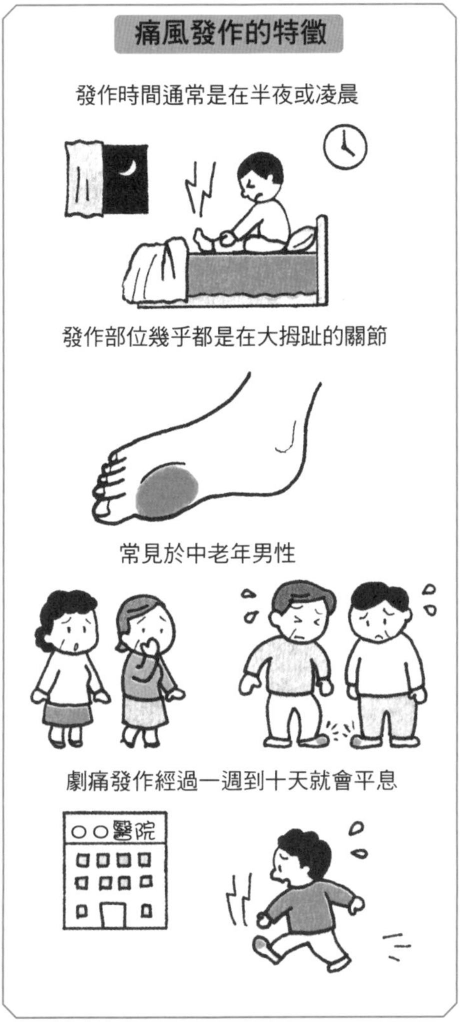
痛風發作的特徵
發作時間通常是在半夜或凌晨
發作部位幾乎都是在大拇趾的關節
常見於中老年男性
劇痛發作經過一週到十天就會平息
○○醫院

④飲酒過量

⑤壓力

壓力會刺激自律神經中的交感神經，導致血壓增高。

痛風的三大治療對策

首先要解除發作時的疼痛

痛風發作（急性關節炎）的時候，為了抑制劇痛，會以藥物療法來控制。使用的藥物包括秋水仙鹼和非類固醇類消炎止痛藥。

秋水仙鹼並不具有止痛作用，只能停止痛風發作的進展過程。非類固醇類消炎藥則可以抑制劇痛發作，但不具有降低尿酸值的作用。

此外，尚未使用降尿酸藥治療的人，在痛風發作時並不能使用降尿酸的藥。這是因為發作時如果用藥讓尿酸值急遽降低，就會使症狀更為嚴重。已經在控制尿酸的患者發作時，則不應停止使用控制尿酸的藥。

●秋水仙鹼

秋水仙鹼是從一種百合科植物秋水仙的種子及球根中提煉出來的。古希臘的名醫迪奧斯科里提斯的《藥物誌》一書中，已經記載秋水仙可用作痛風的治療藥物。秋水仙鹼會抑制關節中的白血球執行非必要的工作，預防痛風發作，在痛風初期階段服用頗具效果。

小知識

高血壓的併發症

高血壓如果放任不管，會招致種種併發症。

①動脈硬化

血壓上升會使血流增強，傷害血管壁。膽固醇等物質會從傷口侵入，促進動脈硬化。

②狹心症、心肌梗塞

血壓增高會使冠狀動脈硬化，造成血管功能障礙，招致狹心症、心肌梗塞等疾病。

③腦梗塞

動脈硬化如果出現在

但是如果大量服用秋水仙鹼，在數小時內會出現腹瀉、腹痛、腸胃功能障礙等副作用。因此只能在出現發作前兆時服用一顆，發揮抑制痛風發作的功用。醫生通常是開非類固醇類消炎藥給痛風病患。

●非類固醇類消炎藥

非類固醇類消炎藥是對成分當中不含類固醇激素的所有消炎藥的總稱。這類型的藥是集中在劇痛發作的短期間內服用。

非類固醇類消炎藥有 indomethacin 及 naproxen 等。通常每三小時服用兩顆，共服用三次。發作平息之後就不再服用。採取只服用一次、一次服用五顆的方式也很有效果。

治療痛風的三大對策

①解除痛風發作的劇痛

- 發作前兆出現時
  - ➡服用一粒秋水仙鹼
- 發作時
  - ➡服用非類固醇類消炎藥
- 預防併發症

＋

②飲食療法

1. 為了避免過胖，應遵守一定的每日應攝取熱量上限。
2. 飲食應營養均衡。
3. 多攝取水分，每日排尿量應在 2 公升以上。
4. 每日鹽分攝取量應該在6～7公克以下。
5. 不要喝太多酒。

※對於嘌呤含量高的食物已經不像從前那麼嚴格限制。

＋

③藥物療法

●依據痛風的類型分為兩種藥物

1. 抑制尿酸產生的藥
   - 治療尿酸產生過多型的痛風
2. 促進尿酸排泄的藥
   - 治療尿酸排泄不良型的痛風
3. 混合型的痛風會分別使用上述兩種藥物

腦血管，血栓流經該處時就會造成堵塞，使血流停止，該處血管附近的腦細胞就會死亡或出現問題。

④腦出血
變得脆弱的腦血管破裂，就會造成腦出血。

⑤蜘蛛膜下出血
包覆腦部的軟膜和蜘蛛膜之間形成的動脈瘤破裂出血，壓迫腦部。

預防發作

為了預防痛風發作，必須將尿酸值控制在六mg／dl以下。痛風的人一般而言都有過胖的傾向，因此應改善飲食習慣，不可暴飲暴食，避免因為吃太多而攝取過多熱量，最好讓自己的體重降到標準體重。

痛風一再發作的人，在發作之前關節會出現腫脹、疼痛等前兆。此時可以服用秋水仙鹼，預防可能緊接而來的劇痛發作。

與痛風發作症狀相似的關節疼痛

隨著年齡增長，脊椎可能出現疼痛，或因為脊椎分離症、脊椎狹窄等脊椎疾病，造成足部大拇趾疼痛。不過這些都是慢性的疼痛，不像痛風發作會有疼痛的巔峰期。要確定疼痛原因就必須檢查脊椎，尤其是女性更需要進行這項檢查。

預防併發症

當尿酸值上升到導致痛風發作，此時患者的身體狀態，通常也很容易招致腎臟病、糖尿病等其他生活習慣病同時發作。

因此，即使沒有自覺症狀，也應檢查是否有其他的併發症。如果發現其他疾病，應該一併加以治療。

痛風患者幾乎可以說一定會有腎臟疾病，也常出現尿路結石，因此必須要進行尿路管理。

---

⑥高血壓性腦疾病

血壓增高，腦部就會腫脹，容易引起頭痛或噁心等症狀。

高血壓的治療方式

如果血壓並沒有異常高的現象，也沒有嚴重的併發症，應維持規律的生活，充分睡眠及休息。

除此之外，也應進行飲食療法、運動療法及改善生活習慣。

①飲食療法

避免吃太多、喝太多酒。鹽分攝取量應限制在每天七公克以下，菜餚調味應清淡。蔬菜水果中含有豐富的鉀質，可促進造成高血壓的鈉排泄，因此應多吃蔬菜水果。過胖的人應計算自己的標準體重，推算出每日適當的熱

飲食療法

飲食療法是痛風治療中不可或缺的一環，不過其內容和從前相較有很大的變化。

從前痛風的飲食療法是以限制嘌呤含量高的食品為主。但是後來的研究發現，食品中的嘌呤進入體內後，幾乎都在腸內分解，和糞便一同排出。因此，只要避免一次吃太多富含嘌呤的食物，目前並不會對痛風患者特別加以限制。

人體每天會產生六〇〇～七〇〇毫克的尿酸，其中從食物所含嘌呤分解出來的尿酸約占二〇%。經由食物進入體內的嘌呤雖然不多，但在尿酸值高到導致痛風發作的時候，最好還是少碰嘌呤含量高的食物和啤酒。

飲食療法的基本原則如下：

①為了避免過胖，應遵守一定的每日應攝取熱量上限。

②營養均衡的飲食。

③多攝取水分，每日排尿量應該在兩公升以上。

為了預防併發症應接受檢查

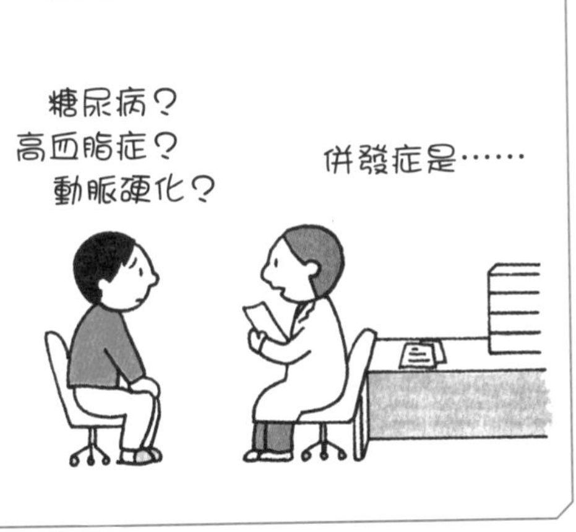

量攝取量，進行減重。

②運動療法

藉由健走、游泳等有氧運動，放鬆身心緊張。

③改善生活習慣

嚴禁吸菸。可藉由泡澡紓解壓力，放鬆心情。泡太熱的水會增高血壓，因此應浸泡在四十度以下的溫水中。此外，睡眠一定要充足。

④藥物療法

改善生活習慣之後，血壓如果仍舊沒有下降，或是血壓異常高，就必須服用降血壓藥。

降血壓藥並不是治療高血壓的藥物，一旦停止服用，血壓又會增高。因此不能憑一己的判斷擅自停止服用。

常用的降血壓藥有以下幾種。

・利尿劑

④每日的鹽分攝取量應該在六～七公克以下。
⑤少喝酒。

藥物療法

尿酸增加造成痛風的原因，包括尿酸產生過多、尿酸排泄量減少，以及兩者同時發生這三種情形。

因此，痛風的藥物療法所使用的藥，包括避免尿酸產生過多的藥和促進尿酸排泄的藥。

此外，尿液的pH值如果未滿六，屬於酸性尿，尿酸便不易溶解，排泄量也會減少，如此一來就容易產生結石。因此治療時也必須一併服用使尿液變為鹼性的尿液鹼化劑。

抑制尿酸產生的藥

目前使用於抑制尿酸產生的藥是allopurinol。這種藥可以抑制嘌呤分解為尿酸時所需的酵素，防止尿酸增加。

促進尿酸排泄的藥

也就是提升腎臟功能、增加尿酸排泄量的藥。

此類藥物包括benzbromarone、probenecid、bucolome等。

血液中的尿酸幾乎都會經由腎小球過濾，並由腎小管再度吸收，最終約有一〇%會排泄到尿中。這一類藥物會抑制腎小管再度吸收尿酸，使更多尿酸排泄到尿中。

・醛固酮拮抗劑
・β阻斷劑
・α阻斷劑
・αβ阻斷劑
・鈣離子阻斷劑
・血管收縮素轉化酶抑制劑
・血管收縮素Ⅱ受體阻斷劑

降血壓藥有時會有副作用。在醫生開藥的時候應該主動詢問可能的副作用。如果發現異常現象，應立即向醫生報告，並找出原因。

此外也可以購買家庭用血壓計，每天同一時間測量血壓並記錄。這樣就可以掌握自己的血壓變化了。

痛風石的治療

什麼是痛風石

痛風石的成因是尿酸（尿酸鹽）結晶蓄積在皮膚底下，成為像瘤一般的腫塊（結節）。痛風石一般約為〇・五～一公分大小，但大的腫塊直徑可達七公分以上。

痛風如果一再發作卻不去治療，就會成為慢性病。過多的尿酸無法溶解於體液和血液中，就會滲出並蓄積在關節、腎臟、皮膚下方等部位。這就會形成痛風石。

痛風石當中的尿酸結晶呈現白色牙膏狀或有如豆腐渣狀。在皮膚淺層處形成的痛風石，可以用肉眼看到裡頭的成分。在皮膚深處的痛風石，則因為X光會穿透尿酸結晶，因此無法在X光照片上看到。

要判斷是否為痛風石，必須用針刺進痛風石中，取出裡頭的物質，再以顯微鏡觀察。如果看到尿酸結晶，就知道是痛風石了。

但痛風患者即使出現痛風石，也不會有疼痛或發燒等自覺症狀。

小知識

抗氧化物質

抑制活性氧產生的物質，就稱為抗氧化物質。

適量的活性氧在人體內具有去除侵入體內的病菌、病毒及癌細胞的功用，維持身體健康。但活性氧一旦大量產生，就會附著在正常細胞上傷害基因，成為癌症等生活習慣病的原因。

在這種時候，人體當中具有可抑制活性氧的酵素。但到了四十歲以後，這種酵素就只剩下年輕時痛風石可能出現在腦部以外的身體各個部位。不過最常出現在耳朵、手背及腳背、阿基里斯腱周圍、膝蓋、手肘等體溫較低的部位。

在過去，耳郭上的痛風石幾乎等同於痛風的象徵。不過現在除了酵素異常所造成的年輕人痛風，以及長期疏忽治療的痛風之外，已經較少看到這種症狀了。

痛風石的治療

如果疏忽痛風的治療，導致痛風石出現，理所當然在腎臟和尿路也已經蓄積了尿酸結晶。於是腎臟功能會產生問題，血液中的尿酸無法排泄，就會成為尿毒症，或是出現尿路結石。因此尿路管理十分重要。

一旦罹患尿毒症，無法排泄的廢物就會循環全身，導致生命危險。因此必須進行人工透析。

在過去不像現在可以使用這麼有效控制尿酸的藥，因此罹患痛風的患者有五〇%以上會出現痛風石。當尿酸值到了十一mg／dl以上，更約有七〇%的病患會出現痛風石。

只要尿酸值下降，痛風石就自然會變小，因此在治療的時候會服用降低尿酸值的藥，幾乎沒有必要經由外科手術切除其中的尿酸結晶。

最近已經有控制尿酸值效果極佳的藥。因此只要好好接受痛風治療，幾乎不太可能會出現痛風石。

擁有的一半左右，因此必須由外部攝取抗氧化物質才行。

抗氧化物質主要有以下幾種。

・維生素C
・維生素E
・胡蘿蔔素
・硒、鋅等礦物質
・兒茶素
・茄紅素
・植物性類黃酮

尿路管理（痛風）

尿路管理絕對有其必要

尿酸值超過七mg／dl，被診斷為高尿酸血症，即使是沒有自覺症狀的無症狀高尿酸血症，也要管理好腎臟功能和尿路狀態。

如果沒有好好接受治療而使高尿酸血症惡化，導致痛風發作，就幾乎一定會招致腎臟和尿路方面的併發症。

請千萬記住，尿路管理必須和痛風及高尿酸血症的治療成套進行。

控制尿中的尿酸

採尿測量尿液酸鹼值以檢查是否酸性尿的時候，一般而言，如果pH值未滿六，就會被診斷為酸性尿。這時每天應該喝兩公升以上的水增加排尿量，藉以改善尿酸排泄，使尿液酸鹼度能回復到pH七。

如果尿液酸性增強，除了每天喝兩公升的水之外，也要服用尿液鹼化劑，使尿液成為鹼性，好讓尿酸能夠溶解於尿中排泄。

小知識

活性氧

人類經由呼吸將氧氣吸入肺部時，其中約二％會成為活性氧，附著於侵入體內的病毒、病菌等，使之氧化並加以排除。

然而如果因為某種原因導致活性氧大量產生，多餘的活性氧就會附著於正常的細胞使之氧化。這時就有可能造成基因突變，導致癌細胞產生或是招致生活習慣病。

活性氧具有容易與不飽和脂肪酸結合的性質。

尿液酸鹼值為pH七時，溶解於尿中的尿酸量約是一五〇～二〇〇mg／dl；但酸鹼值為pH五的時候，則只能溶解約十五mg／dl。

此外應依據痛風的類型服用抑制尿酸產生的藥或促進尿酸排泄的藥，以增加尿酸排泄量（請參照第一二七頁）。

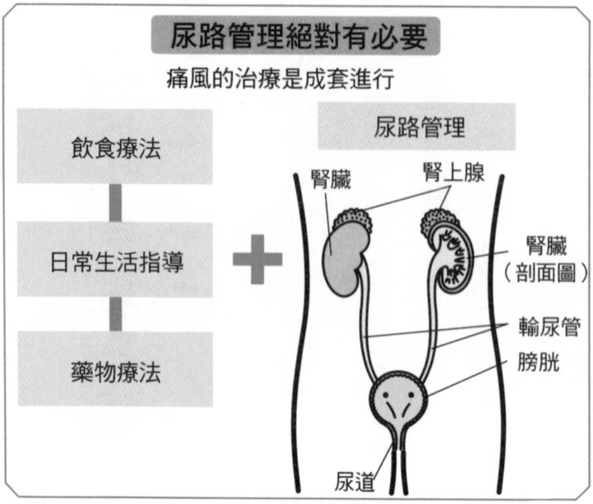

腎臟的檢查

腎臟功能的檢查方式包括抽血檢查血尿素氮和肌酸酐，或是收集尿液測量尿中的尿酸量等。

血尿素氮是蛋白質作為能量使用後剩的廢物，正常值在八～二〇mg／dl。肌酸酐是肌肉使用蛋白質之後殘餘的廢物，女性正常值為〇・五～一mg／dl，男性則是〇・八～一・二mg／dl。

當這些檢查值出現異常時，就有可能是急性或慢性的腎衰竭，或是尿毒症。如果罹患尿毒症，廢物等毒素會循環至全身，造成生命危險，這時就必須儘早進行人工透析。

根據了解，活性氧如果和血液中的LDL膽固醇結合而附著於動脈血管壁，氧化的LDL就會成為過氧化脂質，破壞血管壁的黏膜，並進入血管壁中，促進動脈硬化。

活性氧會因為紫外線或抽菸、壓力等而增加。此外，目前已知血糖值如果增高，體內的活性氧也會增加。這種情形就稱為「氧化壓力」。

痛風的飲食療法

治療痛風已不再像從前一樣特別強調飲食療法

痛風的飲食療法已經不像從前那樣受到嚴格的限制了。除了因為開發出有效降低尿酸值的藥物之外，也因為現在已經發現限制嘌呤含量高的食物對於降低尿酸值並沒有太大的效果。

不過罹患痛風的人大多是因為吃太多或享受美食而過胖，因此必須要藉由飲食療法使體重接近標準體重。只要經由飲食療法讓體重接近標準體重，尿酸值就會降低不少。

尤其是除了痛風之外同時還罹患糖尿病、高血脂症、動脈硬化、高血壓等生活習慣病的人，更應進行飲食療法，計算每日應攝取的適當熱量，並維持營養均衡的飲食習慣。

痛風發作開始後應避免嘌呤含量特別多的食物

一〇〇公克當中含有二〇〇毫克以上嘌呤的食品，就會稱為「高嘌呤食物」。不過這樣的食物並不多（請參照第三十四、九十八、一一〇、一三六頁）。

小知識　嘌呤

嘌呤是老舊細胞死亡時核酸分解所釋放的物質。此外，體內能量來源ATP在作為能量消耗後也會留下嘌呤。這些嘌呤聚集在一起形成尿酸，蓄積在人體內。因此嘌呤在成為尿酸之前，是支援我們生命活動的重要物質。

嘌呤是細胞中的核酸經由新陳代謝的過程分解時所產生的物質。因此細胞密集的肝臟、腎臟等臟器和魚卵當中的嘌呤含量特別多。

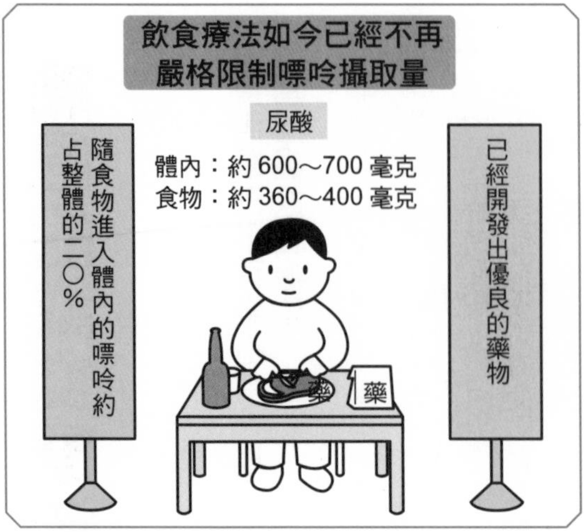
飲食療法如今已經不再
嚴格限制嘌呤攝取量
尿酸
體內：約 600～700 毫克
食物：約 360～400 毫克
已經開發出優良的藥物
隨食物進入體內的嘌呤約占整體的二〇％
藥

此外，隨著料理方式不同，食品中的嘌呤含量也會產生變化。由於核酸容易溶解於水中，但不易溶解於油中，因此食物油炸後嘌呤會殘留在其中，吃下去就會攝入較多嘌呤；而食物水煮後嘌呤會流到湯汁中，食物中的嘌呤含量就會減少，這時請不要喝烹煮的湯汁。

酒類也會增高尿酸值。這是因為肝臟在分解酒精的時候會用到ＡＴＰ，增加嘌呤產生。

啤酒是使用麥芽等核酸含量多的原料來發酵而成，因此在酒類當中屬於嘌呤含量較多的；發泡酒（低麥啤酒）的嘌呤含量則是普通啤酒含量的大約三分之一。

不過酒類之所以會造成問題，是因為酒精具有促進尿酸產生的作用。

小知識

維生素C與尿酸值檢查

服用維生素C之後做尿酸值檢查，檢查值有時會偏低。

這是因為檢查尿酸的自動分析儀的試劑會受到維生素C影響。

當採用這種檢查方式測量尿酸值，從檢查日的三～五天前就應停止服用維生素C。

如果一定要服用維生素C，就必須請醫生換別的檢查方式。

痛風的藥物療法

依照痛風的原因使用不同的藥物

尿酸過多的原因，包括尿酸產生過多、尿酸排泄不良和兩者同時發生這三種情況。

治療痛風使用的藥物會隨著這幾種原因而不同。

①尿酸產生過多型

肝臟產生過多尿酸，造成尿酸值過高的狀態。這時會使用抑制尿酸的藥物——allopurinol。這就是尿酸生成抑制劑。

這種藥可以抑制嘌呤分解為尿酸時所需的酵素，減少尿酸產生。

②尿酸排泄不良型

腎臟的功能低落，排泄的尿酸就會減少而積存在體內，造成尿酸值增高。提升腎臟功能及促進尿酸排泄的藥，就是尿酸排泄促進劑。

這類型的藥包括 benzbromarone、probenecid 和 bucolome 等。

血液中的尿酸會由腎小球過濾，並經由腎小管再度吸收，最後大約有一〇%會隨同尿液一併排泄。

小知識

受體

內分泌系統的荷爾蒙由於沒有專用的輸送管道，因此會釋放到血液中，藉此在體內移動。

即使如此，每一種荷爾蒙仍舊可以正確傳送到需要該荷爾蒙的細胞。這是因為細胞膜的表面有稱為受體的構造，作為接收荷爾蒙的入口。

受體可以抓住外部的荷爾蒙，將荷爾蒙的情報傳送到細胞內部。

荷爾蒙之所以可以正

尿路管理的重點

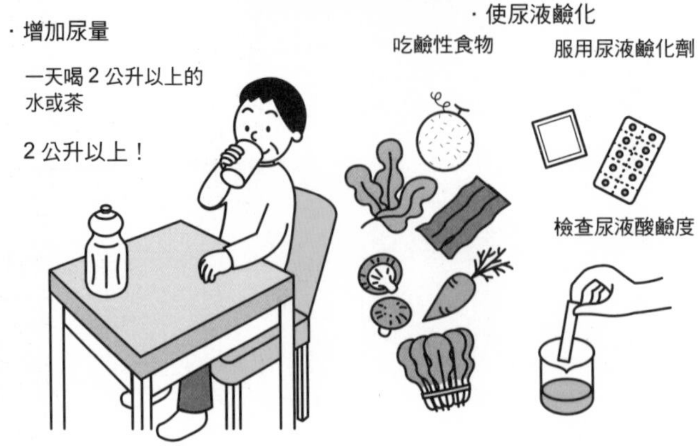

· 增加尿量
一天喝 2 公升以上的水或茶
2 公升以上！
· 使尿液鹼化
吃鹼性食物
服用尿液鹼化劑
檢查尿液酸鹼度

這類藥物會抑制腎小管再度吸收的功能，使更多尿酸排泄到尿中。

③混合型

這類型的痛風同時具有尿酸產生過多及腎臟排泄量減少兩種情況，導致尿酸值增高。這時會配合症狀同時使用兩種藥物。

進行藥物療法之後，仍舊要持續飲食療法。實施藥物療法使尿酸值降低並穩定之後，醫生可能會決定停止用藥（尤其當病患為老人時），只靠飲食療法控制尿酸值。

一般而言，藥物治療會終生持續。為了盡量減少藥量，一定要定時服藥，使尿酸值隨時維持在六mg／dl以下，以最低限度的藥量維持血液中的尿酸值穩定。

確送到與自己對應的受體，是因為荷爾蒙和受體就如同鑰匙和鑰匙孔般形狀相符。

抑制荷爾蒙分泌的治療有時會利用這項特性，將荷爾蒙的替身嵌入受體，控制荷爾蒙的作用。

容易與痛風混淆的疾病

痛風是關節腫脹產生劇痛的急性關節炎，因此有時會和導致關節疼痛、變形的其他疾病混淆。常錯認的疾病有以下幾種。

假性痛風

假性痛風和痛風一樣，會一再出現伴隨疼痛及腫脹的關節炎。造成這種疾病的原因是焦磷酸鈣結晶沉積在關節軟骨並且石灰化的結果。

假性痛風常發作在膝蓋等大關節，男女發作比例相當。罹患此症只需洗清關節往往就可以消除症狀，並不需要長期治療。

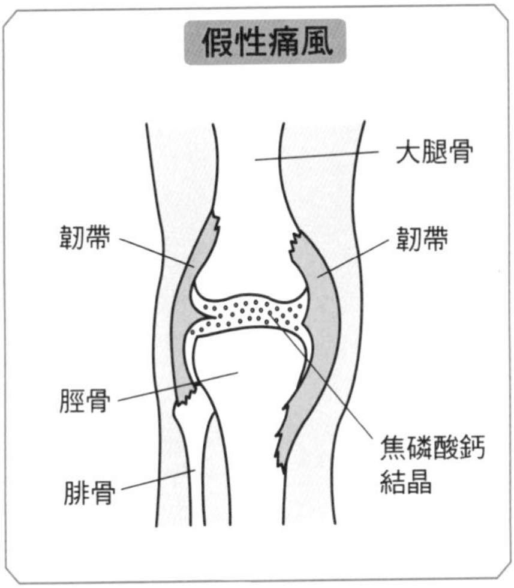

小知識

第二意見

如果對目前看診醫生的治療方針感到疑惑，或是醫生無法針對治療做充分的說明，病患有時會去請別的醫生診斷，聽聽其他的意見。這就稱為「第二意見」（second opinion）。

從前，病患如果更換主治醫生，往往會被認作是對醫生的侮辱。

然而到了二十世紀後半，諸如「知情同意」（informed consent）及

類風濕性關節炎

這是一種稱為膠原病的自體免疫疾病。罹患此症關節會腫脹疼痛，炎症也會擴及全身。症狀如果嚴重，會導致關節變形、破壞。由於致病原因不明，因此無法根治。治療方式主要是減輕疼痛及關節變形的對症療法。

此病常見於二十～四十多歲的女性，男性發病率是女性的四分之一。

反覆性風濕症

病名當中雖然有風濕兩字，但是這和屬於膠原病的風濕卻是完全不同的疾病。這項疾病會像痛風發作一般，在手指關節、肘關節、肩關節和膝關節等部位一再發生疼痛、腫脹的症狀。此病常發作於下午或黃昏。

這種關節炎通常經過三天到一週就會消失，並不會影響關節功能。

女性罹患此病有時是類風濕性關節炎的前兆，因此必須多加注意。

退化性膝關節炎

邁入中老年後，歷經長年使用的膝關節軟骨會逐漸磨損，膝關節因此變形疼痛，這便是退化性膝關節炎。症狀雖然並不一，但主要會有疼痛到無法走路的症狀。

拇趾外翻

拇趾外翻是因為支撐腳趾的肌肉及韌帶變弱，使得大拇趾根部關節彎曲並往外突出。這種症狀並不一定都是因為

「生活品質」（QOL）等以病患為中心的醫療觀念在歐美逐漸風行之後，如今在國內，也將第二意見視作病患理所當然的權利。

在尋求第二意見時必須注意，如果在同一家醫院接受其他醫生的診斷，後者可能會因為顧忌同僚的立場而下同樣的診斷。因此應該盡量避免這樣的情況。

最近一些綜合醫院也開設了第二意見的窗口，各位可以藉由網路尋找相關資訊。這些醫院往往會另外收取第二意見的諮詢費用。

此外，請別的醫生提供第二意見的時候，應向目前看診的醫院借出病患至今為止的檢查結果資料

穿著太緊的鞋子所造成的，只要肌肉附著部位稍有異常就有可能造成拇趾外翻。

此外，扁平足也可能成為致病原因。

鹼性磷酸鈣結晶沉積性關節炎

這是鈣結晶沉積在關節處造成疼痛的疾病。

以H_2阻斷劑治療這種疾病通常有不錯的效果。

出現急性關節炎症狀時，為了鑑別到底是因為上述類似痛風的疾病所造成的，或是真的罹患痛風，必須接受專科醫生的診察。如果憑外行人的判斷任意決定罹患病名，會造成嚴重後果。

（X光照片、CT圖片、MRI圖片等）及病歷紀錄（請院方影印），交給新的醫生。如果不這麼做的話，就得重新做所有檢查，新的醫生也不知道原來的主治醫師是如何診斷的。

容易與痛風混淆的疾病

・類風濕性關節炎

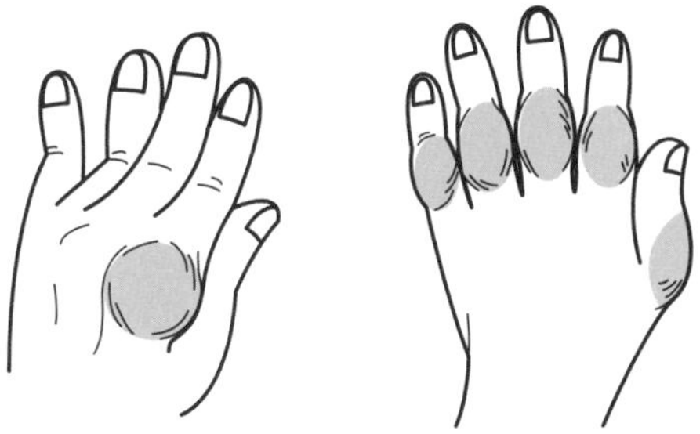

・退化性膝關節炎

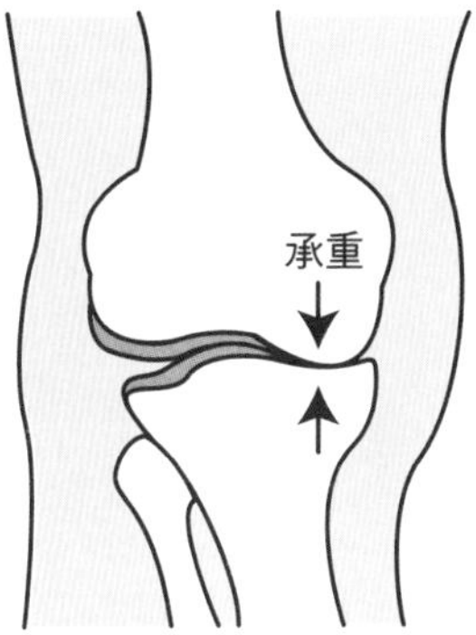

・拇趾外翻

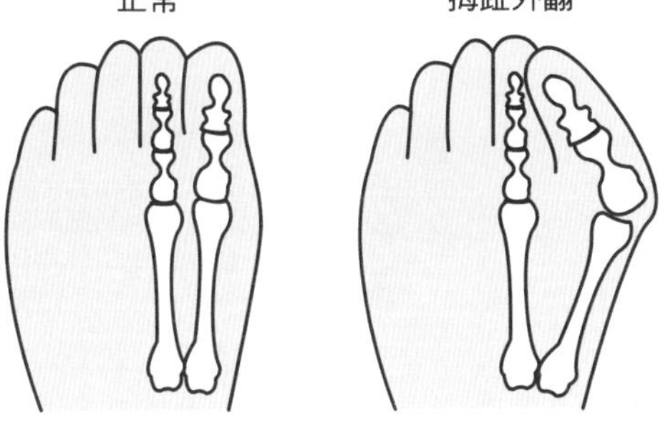

改善生活習慣

痛風是生活習慣病

痛風的成因是因為持續過著吃太多或運動不足的生活，造成內臟脂肪型肥胖，尿酸代謝因而發生異常，使得體內蓄積過多尿酸而導致劇烈疼痛發作。它屬於一種生活習慣病。

因為吃太多導致內臟囤積脂肪，造成內臟脂肪型肥胖而引發代謝異常並發病——這樣的致病模式，也可以在動脈硬化、高血脂症、糖尿病等幾乎所有的生活習慣病上看到。

因此，最近開始以「代謝症候群」這樣的新名詞統合稱呼所有代謝異常造成的疾病。

因為生活習慣不良而致病的疾病，在之前就已經統稱為「生活習慣病」。「代謝症候群」這個稱呼進一步闡釋了生活習慣病發病的構造，可說是為了提醒一般人預防此種疾病而出現的病名。

在生活習慣病初期階段，只要改變生活習慣就能改善

生活習慣病是因為過量飲食及運動不足等生活習慣不良所造成的疾病。反

小知識

隱形肥胖

提到肥胖，一般人可能會立刻聯想到體重過重。

然而像體脂肪很低的運動選手，就不能因為他們體重較重便說是肥胖。

另外，在一般人當中，也有越來越多看似很瘦實際上內臟卻囤積不少脂肪的例子。像這種看起來很瘦的內臟脂肪型肥胖就稱為「隱形肥胖」。

內臟脂肪型肥胖容易引起代謝異常，因此也屬

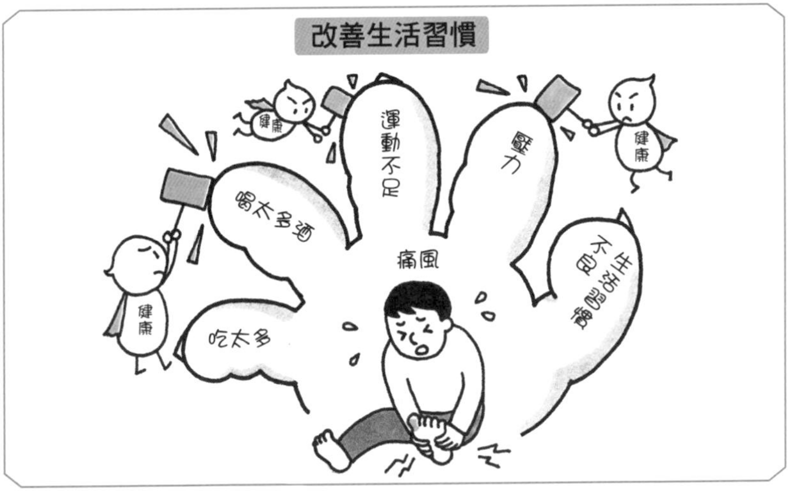

過來說，只要改變生活習慣，這些疾病就有可能痊癒。

改善飲食習慣、避免過度攝取熱量，就可以改善過胖的情況，也可以治好高尿酸血症、高血脂症和動脈硬化等疾病的初期症狀，遏止病況惡化。

然而像痛風這種已經慢性化的高尿酸血症，就無法只憑改善生活習慣而治癒，必須同時服用藥物才行。

高尿酸血症、高血脂症和糖尿病等代謝異常疾病，其基本治療是藉由飲食療法控制熱量，並維持營養完整均衡的飲食。

尤其針對這些生活習慣病的初期症狀，飲食療法非常有效果。大家平時就應該注意不要吃太多，避免造成內臟脂肪型肥胖。這才是健康的基本。

於代謝症候群的診斷條件之一。

隱形肥胖常見於中老年人。不過最近即使是二十幾歲或三十幾歲的年輕人也開始有這樣的現象，主要原因大概是運動不足。因此應盡量活動身體，以減除內臟囤積的脂肪。

要判斷自己是否為隱形肥胖，可利用以下的計算公式：

腰圍（公分）÷臀圍（公分）

計算得到的數值，女性如果在〇・八六以上，男性如果在〇・九五以上，就屬於隱形肥胖。

痛風必須終生治療

代謝異常不易治癒

因為吃太多或運動不足造成肥胖並導致代謝異常後，身體功能便會低落，併發數種生活習慣病。

最近的研究發現，脂肪細胞會釋出荷爾蒙等生理活性物質，因此也被視為臟器（其定義包括分泌荷爾蒙的細胞組織）的一種。

其中尤其是脂締素這種荷爾蒙，因為可以修復血管壁的傷口，防止動脈硬化，而備受矚目。

接近標準體重的人，血液中含有豐富的脂締素，不過內臟一旦囤積脂肪，就會影響脂締素分泌。

過胖的人因為脂締素分泌減少，動脈硬化便會惡化，容易招致高血壓、高血脂症、高尿酸血症等生活習慣病。

生活習慣病一旦慢性化，往往必須終生持續治療

疾病一旦進展到難以痊癒的病況，就會被冠上「慢性」或「慢性化」的稱呼。慢性或慢性化是指遲遲無法痊癒的意思。

▲小知識

慢慢吃，吃七分飽

我們之所以會感到有食欲，是因為腦部下視丘的進食中樞感受到空腹後，就會促使唾液和胃液分泌，提高食欲。

吃飯後腸胃開始進行消化、吸收，血液中的葡萄糖就會增加，胃部也會因為攝入的食物而膨脹。

這些情報一旦送到下視丘的飽食中樞，就會抑制食欲，身體也產生飽足感。

然而從進食到血液中葡萄糖增加及飽食中樞開

134

慢性病包括慢性肝炎、慢性胃炎、慢性高尿酸血症、慢性高血脂症、慢性腎炎、慢性心臟病、慢性化的糖尿病等。這些都是難以根治的生活習慣病的代表。

「與疾病共存」這句話的含意，就是指慢性病遲遲無法痊癒，應該抱持和疾病共同生存的態度來進行治療。這句話和「一病息災」也有共通之處。

痛風是高尿酸血症慢性化的疾病，必須節制飲食，並且終生持續飲食療法和藥物療法才行。

痛風的治療會終生持續

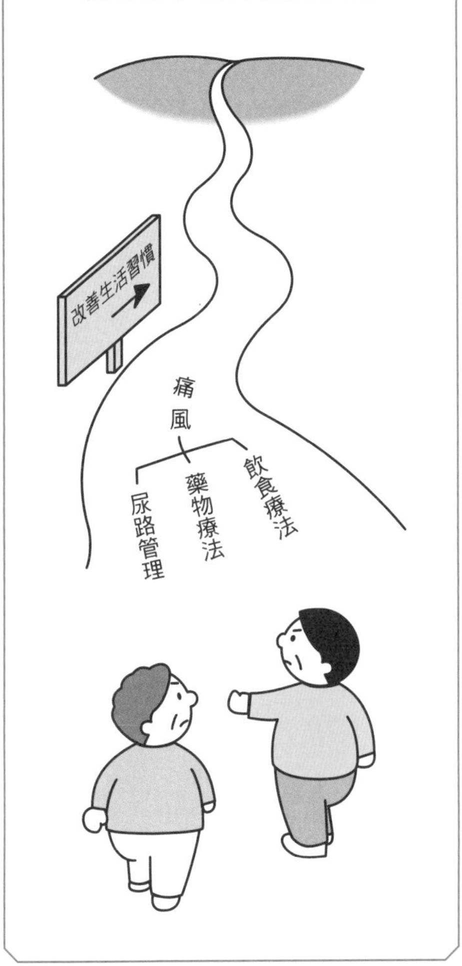
改善生活習慣
痛風
飲食療法
藥物療法
尿路管理

始作用，大約需要十五～二十分鐘的時間。因此如果吃太快，在感覺到飽足之前就會吃下太多食物，造成肥胖。

如果能多花一點時間慢慢進食，就可以在吃太多之前感覺到飽足感，避免肥胖的情況發生。此外，若提早結束用餐，就可以只吃到七分飽了。

食物的嘌呤、尿酸含量表㈣

食物	部位	總嘌呤含量 (mg/100g)	換算尿酸量 (依 mol 數)
鰹魚乾		493.30	600.15
沙丁魚乾		746.06	879.22
魚類加工品			
魚丸		67.64	80.69
烤竹輪		47.66	57.16
竹葉狀魚板		47.81	57.16
板狀魚板		26.39	31.94
渦狀花紋魚板		32.44	38.67
魚肉熱狗		22.63	26.90
炸甜不辣		21.42	25.22

酒類		總嘌呤含量 (mg/100ml)	換算尿酸量 (依 mol 數)
啤酒	S 廠牌	5.12	4.96
	E 廠牌	6.86	7.84
	K 廠牌	4.35	4.96
威士忌		0.12	0.13
白蘭地		0.38	0.44
燒酒 (25 %)		0.03	0.02
日本酒		1.21	1.38
葡萄酒		0.39	0.48
小酒廠啤酒	O 廠牌(ale)	12.14	13.93
	U 廠牌(stout)	15.97	18.50
	M 廠牌(bock)	16.65	19.26
發泡酒（低麥啤酒）	S 廠牌 S.H	2.96	3.40
	K 廠牌 T	3.83	4.40

食物	部位	總嘌呤含量 (mg/100g)	換算尿酸量 (依 mol 數)
下酒菜			
三線雞魚精巢		305.54	351.08
蟹黃		152.20	175.41
牡丹蝦		53.41	64.03
牡丹蝦（卵）		162.50	194.91
海膽		137.25	160.67
鮭魚卵		3.65	4.36
扇貝		76.54	94.18
章魚內臟		79.78	93.15
烏賊內臟		59.58	68.85
鮟鱇	生魚片	70.02	84.19
	肝（生）	104.29	121.77
	肝（酒蒸）	399.24	468.26

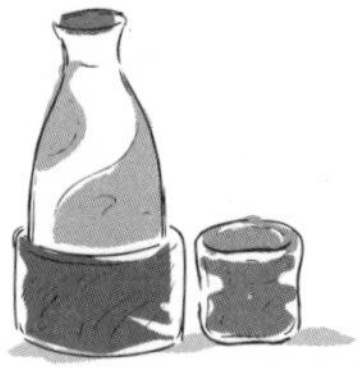

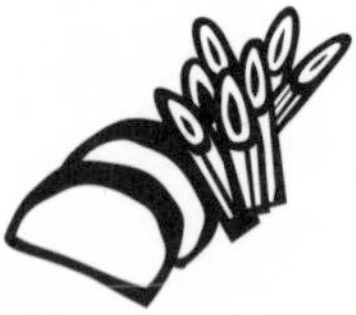

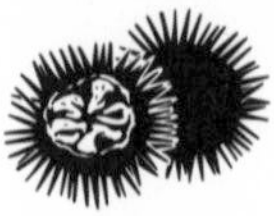

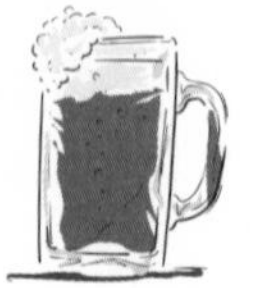

（資料參考：日本痛風．核酸代謝學會〈高尿酸血症與痛風的治療指南〉）

第7章

痛風的併發症

痛風最可怕的就是併發症

痛風容易招致併發症

痛風發作的病患，是因為飲食過量及運動不足等原因使得尿酸代謝異常。這樣的身體狀態也很容易招致其他生活習慣病。

由於內臟脂肪型肥胖會導致膽固醇及三酸甘油脂等脂質代謝異常、醣類代謝異常，以及動脈硬化等，因此當痛風症狀出現時，高血脂症、糖尿病、腎臟病及高血壓等生活習慣病通常也會一併出現。

相反地，有時也會在罹患高血脂症、高血壓、糖尿病及腎臟病後，才出現痛風的症狀。

上述的情況，與其說是因為某種生活習慣病而招致另外一種生活習慣病，不如說是當某種生活習慣病的症狀出現時，其他生活習慣病的構成條件也已經齊備了。

像這樣因為代謝異常併發數種生活習慣病的症狀，就稱為「代謝症候群」（metabolic syndrome）。

小知識

實證醫學（ＥＢＭ）

實證醫學（evidence-based medicine）的意思是「以科學根據為基礎所進行的醫療」。

這和從前以經驗為基礎進行醫療的「經驗醫學」（Experience-Based Medicine）不同。ＥＢＭ是根據臨床研究等符合科學的醫學資料來選擇治療方式、藥物處方及疾病預防方式等。其目的是要進行最適合患者病情的高品質醫療。

痛風屬於代謝症候群

代謝症候群（請參照第二十頁）是因為內臟脂肪型肥胖而導致動脈硬化，並造成代謝異常，進而引發數種生活習慣病。

目前作為臨床診斷準則的「代謝症候判定標準」，其中並沒有包含高尿酸血症的尿酸值。不過因為高尿酸血症會促進動脈硬化並且容易併發糖尿病，因此一般都會將高尿酸血症的尿酸標準值——七mg／dl——視為代謝症候群的標準值之一。

現今國內的痛風患者約有五十萬人，可視為準痛風患者的高尿酸血症患者約有五百萬人。至於糖尿病患者估計有一二〇萬人，高血脂症患者大約有二二〇萬人，高血壓患者則有約四百萬人。和其他生活習慣病患者人數相較，痛風與高尿酸血症患者的人數確實多到令人擔心。

痛風（高尿酸血症）是因為內臟脂肪型肥胖造成尿酸代謝異常，導致尿酸值增高，並產生劇痛。請別忘了痛風也容易併發腎臟病、動脈硬化及糖尿病等疾病，因此應該遵守醫生指示，持續加以治療。

痛風最可怕的就是併發症

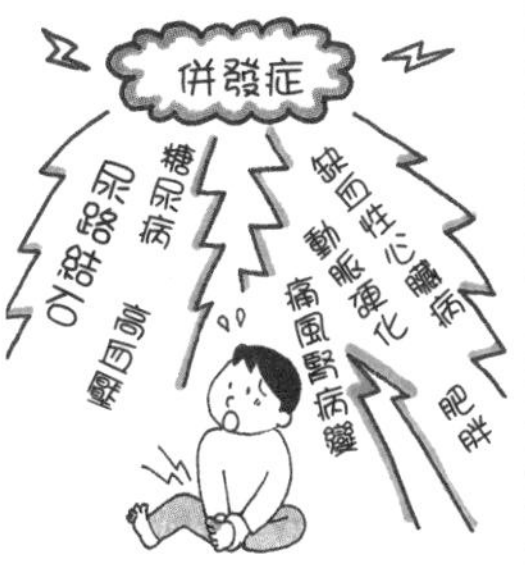
併發症
缺血性心臟病
動脈硬化
痛風腎病變
肥胖
糖尿病
尿路結石
高血壓

EBM和QOL、知情同意、第二意見等觀念，都表現了醫生以患者為本位進行醫療的決心。

分子生物學等科學領域發達，使得醫學界已經能夠從分子的層面闡明人類的身體和疾病。以上這些用語可以說正代表了新時代醫療的理想形態。

痛風的併發症

罹患痛風之後，容易併發的疾病有以下幾種。

痛風腎病變

罹患痛風之後，容易造成進一步惡化的併發症便是腎臟病。

體內形成的廢物是經由血液運送到腎臟，再隨著尿液排泄到體外。腎臟的形態有如微血管的聚合體。

血液中的尿酸經由腎小球過濾後，有一部分會經由腎小管再度吸收，其餘的則會和尿液一併通過尿路排泄。所以痛風症狀會直接影響到腎臟。

因此，當醫生診斷出罹患高尿酸血症與痛風時，應立即檢查腎臟功能，進行尿路管理（請參照第四十八、一二三頁）。

罹患痛風之後，無法溶解於血液當中的過多尿酸會滲出血管，並蓄積在關節、臟器、皮膚等部位，形成結晶。這時就會出現腎臟功能障礙、尿路結石、痛風石等症狀。

腎臟血管出現尿酸結晶、導致腎臟功能低落的疾病，就是痛風腎病變（又

小知識

QOL與知情同意

QOL是quality of life的縮寫，意為「生活品質」、「充實的人生」等。

QOL指的是醫生在進行治療的時候，應該考慮患者接受治療後（痊癒後）是否能夠過著充實的生活。

這也意味著醫生在選擇治療方式的時候，不能只想著把疾病治好就可以，應該要同時考慮治療後如何儘可能讓患者過著

稱間質性腎炎或腎盂腎炎。間質和腎盂都是腎臟組織的名稱）。如果不去理會，腎臟功能就會持續低落，血液中的廢物無法排泄到體外，演變為腎衰竭。症狀如果進一步惡化，血液中廢物的毒素無法排出而循環至全身，將導致尿毒症，這時就會造成生命危險。

痛風腎病變是痛風的併發症當中最常見也最有可能威脅到生命的疾病。

尿路結石

罹患痛風之後，送到腎臟的尿酸增加，腎臟內部便容易形成尿酸結晶。尿酸結晶增大，就會成為結石。腎臟中形

痛風的併發症

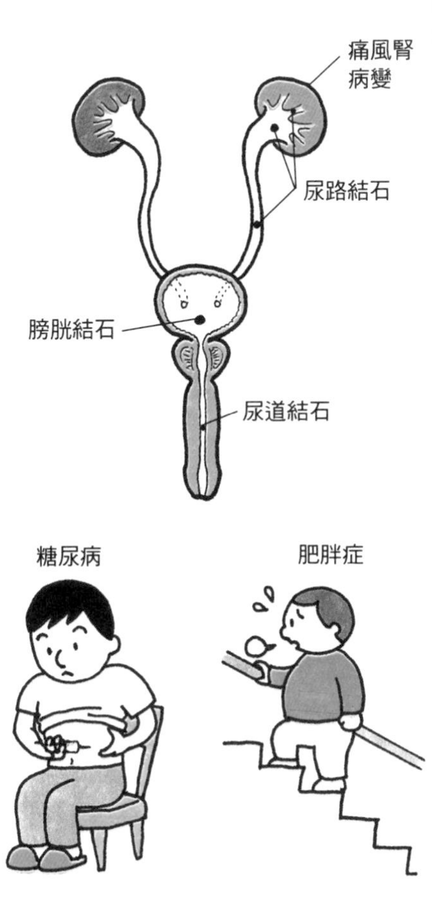

舒適的生活。

至於「知情同意」（Informed Consent），是指醫生在開始治療前，應詳細向病患說明疾病及治療方式，得到病患的同意後再進行治療。此外，如果不只一種治療方式，有時也會需要向患者說明每項治療方式及可預測的結果，讓患者自行選擇治療方法。

成的結石，如果在流到輸尿管的途中卡住，並滯留在輸尿管當中，就稱為「尿路結石」。

結石一旦移動，就會刺激到周圍黏膜，造成疼痛及出血。此外，尿液酸性增加，尿酸便難以溶解於尿中，這時就容易形成尿酸結晶。

糖尿病

雖然糖尿病和痛風的發病原因並不同，但兩者都是因為內臟脂肪型肥胖導致代謝異常造成的疾病。因此痛風和糖尿病常常同時發病。

胰島素是細胞組織吸收血液中醣類（血糖）時發揮作用的荷爾蒙。當胰島素分泌低落，或即使正常分泌也無法充分發揮作用（胰島素抵抗性），血糖值就會異常升高，造成糖尿病。

肥胖是構成胰島素抵抗性的主要原因之一。一旦產生胰島素抵抗性，即使胰島素正常分泌，也會因為飯後血糖值增高，而導致胰臟分泌更多的胰島素，以促使血糖下降。飯後一個小時血糖值便會下降，但分泌過多的胰島素會使血糖值過分下降。這就稱為「飯後高胰島素血症」。

如果因為胰島素抵抗性導致飯後高胰島素血症，血液持續處於胰島素過高的狀態，腎臟排泄鈉和尿酸的功能就會降低，容易招致高尿酸血症。

痛風如果併發糖尿病，在治療時就必須同時將糖尿病的病情納入考慮，以利治療。

小知識

治療疾病要靠患者本人

有一種說法是「治療疾病要靠患者本人的自然治癒能力，醫生和藥物只是從旁輔助而已」。

直到二十世紀後半，醫療過程當中，醫師和病患仍處於默認的上下關係。醫生的角色是「替病患治好疾病的恩人」，患者則是在「拜託醫生幫忙治病」。

因此，病患有時會被強制去接受非其所願的治療，也不時會有醫生隱瞞醫療疏失的事件。

然而第二次世界大戰當中納粹的人體實驗，讓人們開始注重醫生倫理。此外進行心臟移植手術等新治療方式時，醫生的判斷也牽涉到倫理問題。於

肥胖症

與其說肥胖是痛風的併發症，倒不如說痛風是肥胖的併發症，比較符合兩者的關係。

肥胖症指的是BMI（身體質量指數。請參照第五十一頁）在二十四以上的狀態。人一旦過度肥胖，體內荷爾蒙的分泌就會失去平衡，結果就容易造成代謝異常。

關於肥胖和痛風之間的關係，一般而言，皮下脂肪型肥胖會導致尿酸排泄不良型的痛風，至於內臟脂肪型肥胖（隱形肥胖），則會導致尿酸產生過多型的痛風。

藉由飲食療法使體重接近到標準體重，尿酸值就會下降不少。

內臟脂肪型肥胖會使脂肪細胞釋放大量游離脂肪酸到血液中，送到肝臟的游離脂肪酸代謝時，就會促進三酸甘油脂的合成作用，這時也會一併增加尿酸。

因此一般才會認為，過胖的人其尿酸值容易增高，並且容易罹患高尿酸血症與痛風。

高血脂症、動脈硬化

高血脂症是因為血液中膽固醇及三酸甘油脂等脂質過多，導致動脈硬化的疾病。

目前還無法明瞭尿酸值過高的高尿酸血症（痛風）和高血脂症之間的關係。不過許多高尿酸血症患者同時罹患高血脂症——尤其是高三酸甘油脂血

是在一九七〇年代的美國興起了「患者對自己的疾病有知的權利以及選擇治療方式的權利」的觀念，並普及到全世界。這就是「知情同意」。

在現今的醫界，每種疾病都成了專門的領域，並得以由分子的層面來研究疾病的構造和人體的功能。因此也有人懷疑患者在聽取醫生的解說時，對自己的疾病及治療方式能有多少了解。但不論如何，將患者痊癒後的人生也納入考量來進行治療，才是醫學真正的進步。

症。因此或許是因為兩種疾病的誘因都是吃太多、運動不足及肥胖，才容易合併發作。

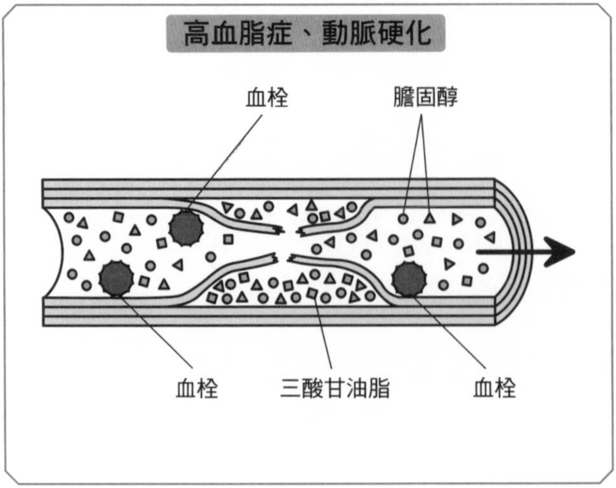

動脈硬化如果症狀嚴重，就會招致心肌梗塞和腦梗塞，有可能喪失性命。高尿酸血症患者除了要控制尿酸值，也應該注意膽固醇值及三酸甘油脂值等，避免動脈硬化的症狀惡化。

高血壓

高血壓和尿酸之間的關係目前還不明確。不過高血壓和高尿酸血症（痛風）如果併發，就容易導致心血管疾病發作。

高血壓可以分為血壓上升原因不明的原發性高血壓，以及腎臟病、內分泌疾病等其他疾病連帶造成的續發性高血壓兩種。高血壓病患中，約有九〇％～九五％屬於原發性高血壓。

當最高血壓在一三〇㎜Hg以上，最

小知識

激烈的節食或絕食會增加尿酸值

肥胖的人降低體重的時候，必須減少食量，限制熱量攝取。如此一來體內醣類不足，就會分解蓄積的脂肪作為能量使用，這時多餘的脂肪就會減少，體重也會減輕。

不過如果採取極端的節食法，脂肪分解時會產生一種稱為「酮體」的物質，有可能導致酮血症這種疾病。罹患酮血症，血液中的酮體會增加，尿酸難以排泄，尿酸值就會增高，成為高尿酸血症。

如果進一步採取絕食，身體完全沒有攝取養分，細胞組織就會被破壞並分解出核酸，尿酸也增加更多。

低血壓在八十五mmHg以上，就必須接受高血壓的治療。

高血壓和高尿酸血症在早期階段都沒有自覺症狀，因此必須每年接受一～二次的健康檢查，才能及早發現。

缺血性心臟病與腦血管障礙

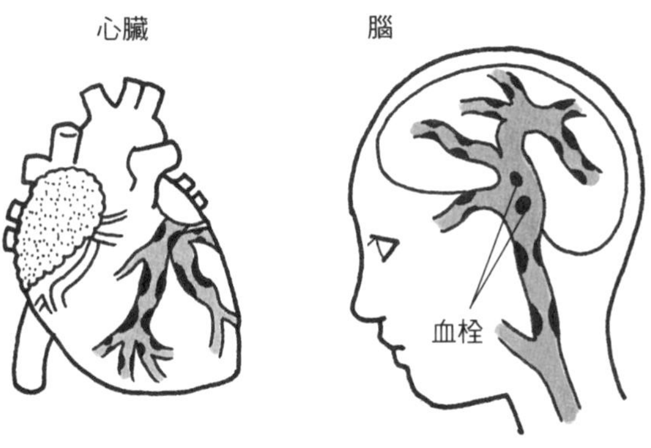

缺血性心臟病、腦血管障礙

罹患高尿酸血症，不論血壓高低，都會增加罹患缺血性心臟病（狹心症、心肌梗塞）及腦血管障礙（腦出血、腦梗塞）的危險性。

研究高尿酸血症和缺血性心臟病之間關連的醫學資料顯示，當男性尿酸值七・六mg／dl以上，女性六・三mg／dl以上，就容易罹患缺血性心臟病和腦血管障礙。尿酸值如果進一步增高，死亡人數也會增加。

痛風患者的尿酸值比上述的數值更高，因此併發心臟疾病和腦血管障礙的機率也更大。尤其是接受高血壓治療、使用降血壓藥時，如果尿酸值增加，併發症就容易惡化。因此必須特別留意。

併發症的治療

痛風併發症的治療，除了藉由飲食療法及藥物療法降低過高的尿酸值外，同時還要針對併發的其他生活習慣病進行治療。

主要的併發症治療方式如下。

痛風腎病變的治療

痛風腎病變的治療是藉由痛風的飲食療法和藥物療法來進行。

藥物療法使用的是降低尿酸值的藥。不過促進尿酸排泄的藥物會增加腎臟排泄的尿酸量，使痛風腎病變和尿路結石的症狀惡化，因此不加以採用。

治療痛風腎病變使用的藥物是抑制尿酸產生的 **allopurinol**。

為了讓每日尿量達到兩公升以上，促進尿酸排泄，醫生會指示患者每天至少要喝兩公升以上的水。

飲食療法方面，則會指示患者少吃富含嘌呤的食物，並多吃鹼性食品以使尿液鹼化。依據病患腎臟的狀態，也可能限制蛋白質的攝取量。

如果有酸性尿的症狀，則必須服用尿液鹼化劑。

小知識

複合式危險因子症候群

根據研究報告，具有肥胖、高血壓、高血糖、高三酸甘油脂四種危險因子的人，若與完全沒有這些危險因子的人相比，罹患冠狀動脈疾病的機率大約是三十一倍。

由這四種危險因子造成的生活習慣病會成為動脈硬化的誘因。這些生活習慣病稱為「複合式危險因子症候群」（Multiple Risk Factor Syndrome）。

此外，由內臟脂肪型

糖尿病的治療

糖尿病的基本治療和高尿酸血症（痛風）一樣是飲食療法。因此，糖尿病和痛風併發時，前往內分泌代謝科求診，就可以得到合宜的治療。

糖尿病的基本治療是飲食療法

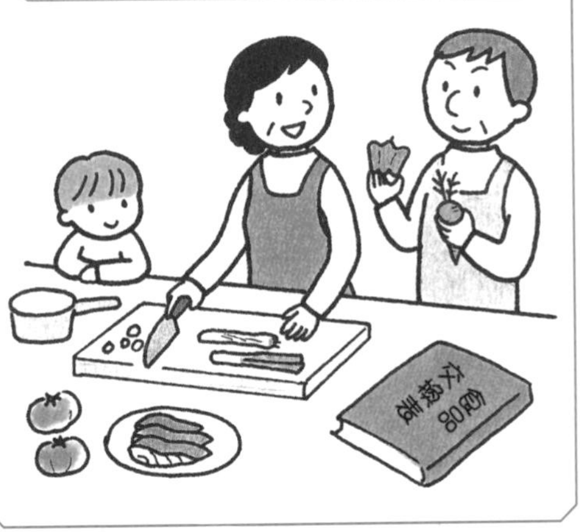

痛風和糖尿病的成因大多是飲食過量等造成的肥胖，因此患者必須藉由飲食療法控制熱量攝取，讓自己的體重接近標準體重。

此外，糖尿病患者如果有胰島素抵抗性，腎臟排泄尿酸的功能就會低落。這時服用改善胰島素抵抗性的藥，就有可能讓尿酸值下降。

如上所述，患者除了接受與痛風相關的治療，同時也會進行改善糖尿病症狀的治療。

除此之外，如果有高血壓、高血脂症、動脈硬化、缺血性心臟病、腦血管障礙等其他併發症，也應該和各症的專科醫生合作，配合患者的症狀進行適當的治療。

肥胖造成的生活習慣病又被稱為「X症候群」（因為胰島素代謝異常而引起的症狀或疾病）或「死亡四重奏」（血壓、肥胖、血糖、血清脂質這四者如果有異常，就會導致危及性命的生活習慣病）。不過現在這些症候群都統稱為「代謝症候群」了（請參照第二十頁）。

高尿酸血症與痛風併發高血壓時的治療方針

併發高血壓。尿酸值在 7mg/dl 以上。

↓

以降低尿酸值的降血壓藥控制血壓，使收縮壓低於 130mmHg，舒張壓低於 85mmHg（60 歲以上的患者則依據老年人的降血壓目標）。

↓

- 尿酸值達到 8mg/dl 以上，就會開始考慮治療。
  ↓
  依照高尿酸血症與痛風的類型，進行降低尿酸的治療及尿路管理。
- 尿酸值在 7～8mg/dl時，應改善生活習慣並繼續觀察。
  ↓
  尿酸值有上升的傾向。 → 依照高尿酸血症與痛風的類型，進行降低尿酸的治療及尿路管理。

↓

以 6mg/dl以下的尿酸值為治療目標。降低尿酸值時應考慮減少心血管的危險。男性尿酸值為 4.5～6mg/dl，女性為 3.2～4.6mg/dl。

（資料參考：日本痛風．核酸代謝學會〈高尿酸血症與痛風的治療指南〉）

使尿液鹼化的食物和使尿液酸化的食物

使尿液鹼化的食物	鹼度　酸度	使尿液酸化的食物
羊栖菜、裙帶菜	高	蛋、豬肉、 鯖魚
昆布、乾香菇、大豆	↑	牛肉、中華馬珂蛤
菠菜		鰹魚、扇貝
牛蒡、甘藷		白米、南非大鯖
紅蘿蔔		鮪魚、秋刀魚
香蕉、芋頭		竹筴魚、梭魚
高麗菜、香瓜		沙丁魚、鰈魚
白蘿蔔、蕪菁、茄子	↓	星鰻、對蝦
馬鈴薯、葡萄柚	低	中國對蝦

（資料參考：日本痛風．核酸代謝學會〈高尿酸血症與痛風的治療指南〉）

Q & A

痛風

痛風相關Q&A

Q 為什麼以前會稱痛風為「富貴病」呢？

A 痛風的歷史大約已有數千年之久。根據記載，古埃及木乃伊的關節當中也曾發現有導致痛風發作的尿酸鹽。

痛風的成因主要是飲食過量造成的內臟脂肪型肥胖，再加上尿酸代謝異常，使得血液中的尿酸累積，形成高尿酸血症，進而引起劇烈的疼痛發作。

現代被稱為「飽食的時代」。無論在店面或是家裡的冰箱中，都堆滿了肉類、魚類、蔬菜、水果等食品。

由歷史來看，從古代直到二十世紀後半，幾乎不曾有過像現在這樣食物多到吃不完、甚至被丟棄的時代。

其實人類的歷史一直都是一連串的飢饉與飢荒，庶民必須不吃不喝地拼命勞動以求溫飽。

在那樣的時代，只有統治階級的王宮貴族以及上流階級的大臣，才能盡情地享用肉類、酒類以及水果等。

因此歷史上罹患痛風的人物，多半是得以享受奢華飲食生活的君主，像是亞歷山大大帝、腓特烈大帝、路易十四等。所以痛風在昔日也被稱為「帝王病」，或是「富貴病」。

然而現在社會結構已經改變，因此「帝王病」這種舊名稱也不再使用。但是因為喜歡美食、飲食奢華無度而罹患痛風的人不斷增加，因此大家仍舊習慣稱痛風為「富貴病」。

不過，如今已知有「庶民食物」之稱的內臟類含有大量的嘌呤，因此庶民罹患痛風的機率也不少。這樣看來，痛風其實就不能稱為富貴病了。

回顧痛風的歷史，碰到戰爭爆發、食糧缺乏的時代，痛風患者人數就會減少。

由此可見，痛風是由於過量的飲食所造成的疾病。

Q 痛風為什麼好發於中老年男性？

A 痛風患者以男性壓倒性地居多，約占九九％。

以正常人的統計數值而言，每個年齡層的男性尿酸值也比女性高一～一・五mg／dl。其原因是女性荷爾蒙（雌激素）具有抑制尿酸產生的功用，所以女性的尿酸值會比男性低。

痛風好發於中老年男性

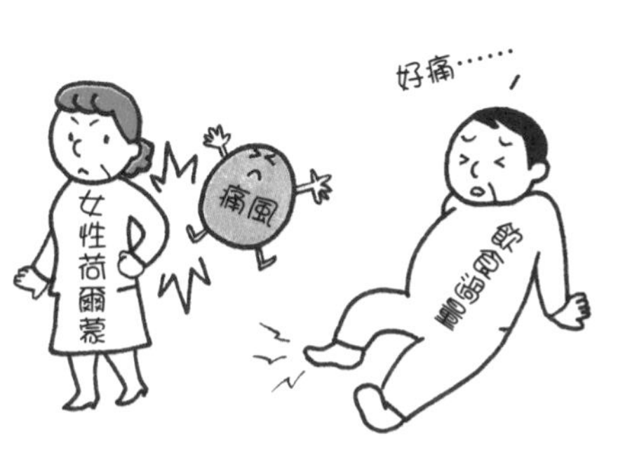

所謂生活習慣病，是因為平時飲食過量、運動不足等小小的不良習慣累積十幾二十年而逐漸形成的疾病。

因此，到了四十歲左右的中年，過去累積的病因就會一舉引發多種生活習慣病，導致動脈硬化、高血壓、糖尿病、高血脂症、心腦血管疾病、高尿酸血症及痛風等疾病發作。

Q 得到痛風之後是否一輩子都不會痊癒？

A 一般而言，尿酸值如果高到痛風劇烈發作，就必須實施藥物療法來控制尿酸值，使其降低。所以服用藥物的期間很長，而且通常得終生持續服藥。

痛風藥物療法所開的藥，只能控制並降低尿酸值，以及發揮預防痛風發作的效果，但無法解除痛風的疼痛及腫脹。

尿酸代謝的過程當中牽涉到許多酵素，也受到其他代謝作用的影響。因此目前還不能完全清楚造成尿酸代謝異常的因素。

也就是說，尿酸代謝一旦產生異常，現今並無法由根本予以徹底治療。這就是糖尿病和痛風等代謝疾病的宿命。

因此，患者幾乎都得終生服用抑制尿酸產生、促進尿酸排泄的對症療法藥物。

控制尿酸值的藥物必須依照醫生指示服用。病患不可憑自己的判斷擅自停藥，或是服用成藥等其他藥物。一旦停藥，尿酸值便會立刻上升。

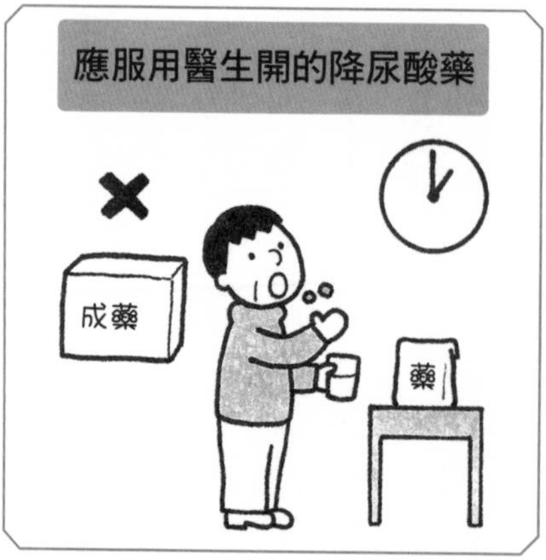

Q 我打算結婚的對象是痛風患者，請問有什麼應該注意的事項呢？

A 如果對方已經在接受痛風的治療，懂得控制飲食並注意自己的健康，並不會對婚姻生活造成任何影響。

在問題中並沒有提到結婚對象的年齡，不過如果對方是二、三十歲的人，以痛風患者而言，是太年輕了一點。因此婚後也必須好好注意日常飲食生活，減少肉類等動物性脂肪的攝取量，並控制每日的總攝取熱量。

如果不放心，可以詢問對方的主治醫師有關婚後日常生活上的注意事項。

Q 為什麼有人說吃太多肝臟類食品會罹患痛風？

A 痛風和高尿酸血症，都是因為體內有大量嘌呤並形成過多尿酸而發作的疾病，因此必須注意體內的嘌呤量。

人體內大約八〇%的嘌呤，是老舊細胞的核酸在新陳代謝中被破壞而產生的。

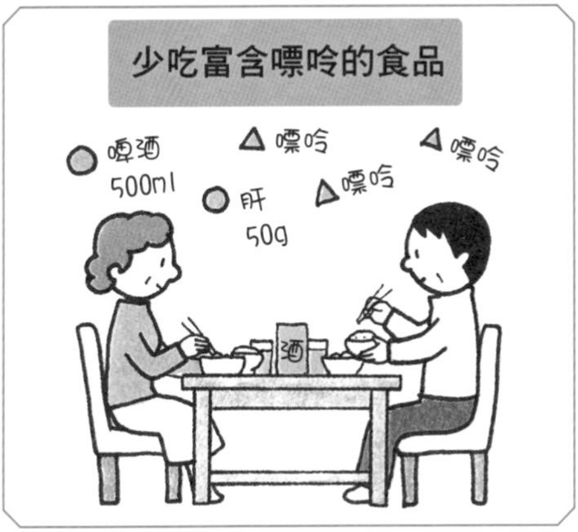
少吃富含嘌呤的食品
啤酒
500ml
肝
50g
嘌呤
嘌呤
嘌呤
嘌呤
酒

此外，食用富含嘌呤的食品也會攝入嘌呤。

肝臟是大量細胞聚集而成的。一〇〇公克的肝臟當中，大約含有三〇〇毫克的嘌呤。

想一想人體每日製造的尿酸量約為六〇〇～七〇〇毫克，所以三〇〇毫克的嘌呤當然不可能完全停留在體內。不過這仍舊是相當可觀的數字。

最近的飲食療法已經不再嚴格限制嘌呤含量高的食品。這是因為現在已經知道，經由食物進入體內的嘌呤，幾乎都會在腸內分解，並隨著糞便排泄。

不過如果飲用大量啤酒，尿酸值仍舊會增高。

同樣的，如果每餐都吃大量富含嘌呤的肝臟類食品，體內的嘌呤量就會增加，於是尿酸值也有可能增高。

因此被診斷為高尿酸血症的人或尿酸值偏高的人，應避免食用太多肝臟類食品。

Q 在診斷痛風時，尿酸的「標準值」、「正常值」和「診斷值」有什麼樣的差異？

A 西洋醫學在判定健康或疾病時，會藉由血液生化檢查、尿液檢查等種種科學性檢查，將身體功能的狀態以數值（檢查值）來表示，並從影像觀察臟器的狀態來作判斷。

診斷時的檢查值，會根據檢查目的分別稱為標準值、正常值及診斷值。

●標準值

這是作為疾病與健康之間界限的檢查值。檢查數值比標準值高，就是生病的狀態；相反地，如果比標準值小，就是健康的狀態。

●正常值

當檢查值相當於這個數值，就表示身體正常健康。正常值有時不是單一的數字，而是像○○～□□這樣以兩個數字來表示。

●診斷值

這是指受檢者的檢查值。

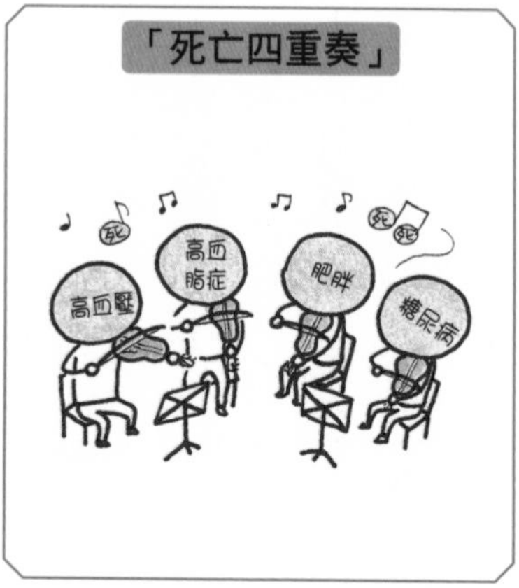

Q 常聽到有人提起「死亡四重奏」，這是什麼意思呢？

A 說起「死亡四重奏」（The Deadly Quartet），這個名詞聽起來頗為嚇人。科學家在研究心肌梗塞等死亡率高的心臟疾病時，發現其主要的病因是高血壓、高血脂症、肥胖和糖尿病這四種生活習慣病。

此外，在調查可能導致心臟疾病的動脈硬化患者之後發現，患有這四大病因當中三種以上的人，其心臟病發作機率比只患有一種的人高出六倍以上。

就因為這四大病因常常合併出現，並同時惡化，所以人們才將心臟疾病的四大病因稱為「死亡四重奏」。

但是現在已經將「死亡四重奏」這個名詞歸入「代謝症候群」這一病名，來表示多種生活習慣病併發的症狀。

Q 高尿酸血症與痛風基本上算是同一種疾病嗎？

A 血液中的尿酸過多，尿酸值超過七mg／dl以上，就是高尿酸血症。

這時如果沒有疼痛等自覺症狀，就稱為無症狀高尿酸血症。如果有劇痛發作，就是痛風。

因此，高尿酸血症和痛風是同一種疾病。

不過如果從來沒有發作過，就不能算是痛風。有發作經驗的高尿酸血症患者才能稱為痛風。除此之外，高尿酸血症和痛風沒有太大的差別。

痛風已經有數千年的歷史。在過去，它被認為是和風濕相同的關節疾病。

但隨著醫學進步，發現痛風是尿酸代謝異常所引起的疾病。距今一百多年前才出現「高尿酸血症」這樣的病名。

也就是說，光以病名而言，「痛風」比「高尿酸血症」早出現了數千年。

因此當尿酸增加導致劇痛發作時，就不會使用「高尿酸血症」的病名，而會稱為「痛風」。

Q 每年應該進行幾次預防痛風的檢查？

A 到了中老年，一般會建議每年做一～二次的健康檢查。

高尿酸血症因為沒有自覺症狀，因此除非在健康檢查時檢查尿酸值，否則很難發現。

如果本身有過胖的問題，體重比標準體重多達一〇%以上，這時除了要改善飲食生活以減輕體重，也應該盡快去做健康檢查。

如果檢查結果顯示尿酸值偏高，今後就應每年進行二～三次的健康檢查。

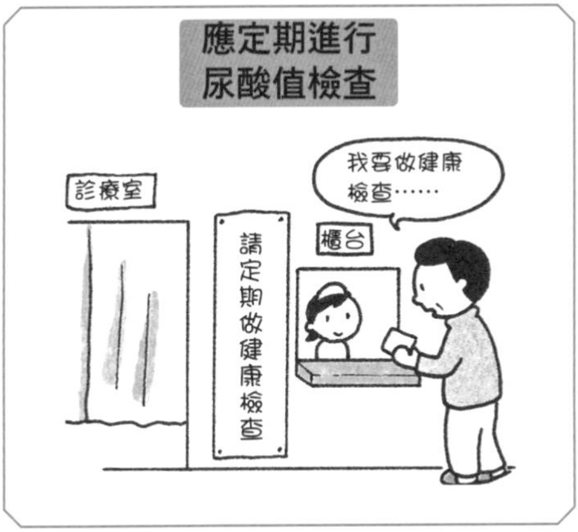
應定期進行
尿酸值檢查
我要做健康檢查……
診療室
櫃台
請定期做健康檢查

此外，已確診罹患高尿酸血症的人，為了避免痛風發作，應該遵照主治醫師的指示，持續進行飲食療法及藥物療法，並且定期接受健康檢查。

Q 我是患有痛風的胖子。為了減輕體重，可不可以節食或運動呢？

A 痛風和高尿酸血症的患者大多是過胖的人。只要將體重減輕到接近標準體重，就可以使尿酸值下降一定程度。

如果已經在接受痛風的治療，醫生應該都會以減輕體重為前提，進行飲食療法。

因此首先必須徹底執行飲食療法的內容。如果擅自節食，會破壞營養的均衡，也會使身體失調。不論是節食或運動，都應該先和主治醫師商量過後再進行。

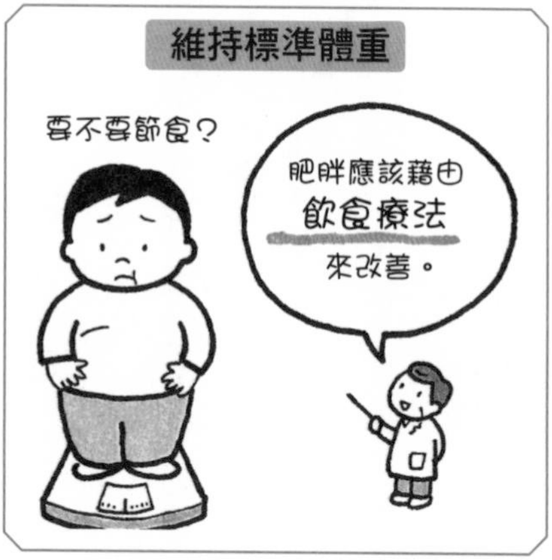
維持標準體重
要不要節食？
肥胖應該藉由
飲食療法
來改善。

Q 請問罹患痛風時有哪些應自行注意的事項？

A 首先應該遵照主治醫師的指示，持續進行飲食療法、藥物療法以及尿路管理。為了預防併發症，每年應做二～三次的健康檢查。這是痛風治療的原則。

治療痛風必須長期甚至終生服用控制尿酸值的藥物。因此首先必須改善自己的生活習慣，以便遵守醫生的指示。

工作造成的疲勞及壓力應及早消除，不要累積。而且睡眠要充分，好好休養。

在飲食方面，不要吃太多，應少喝酒，注意避免肥胖。

另外，適度的運動及泡澡也有助於放鬆身心。

Q 我聽說痛風的人尿量要多一點比較好。那麼一天應該喝多少的水呢？

A 高尿酸血症患者為了排出體內過多的尿酸，每天必須排泄兩公升以上的尿液，因此每天應該喝兩公升以上的水。

但不可以喝酒或喝含有糖分的果汁及市售飲料，應該要喝水、綠茶、烏龍茶等不含糖分且零熱量的飲料。

除了喝水之外，吃東西時也會攝取不少水分。

另一方面，水分排泄除了尿液之外，也與汗水及呼吸有關。痛風患者不論夏天或冬天，每天的尿量都要在兩公升以上。

Q 如果有併發症，是否要在其他科接受診療？

A 痛風病患常併發的生活習慣病有腎臟病、糖尿病、動脈硬化、高血脂症、高血壓、缺血性心臟病及腦中風等。如果發現有上述併發症，必須接受這些疾病的專科醫生治療。

在這種情況下，患者一定要向主治醫師報告目前正在服用的藥。如果醫生重複開了同樣成分的藥，藥效就會太過強烈，有可能出現副作用。

目前有越來越多的綜合醫院利用電腦管理患者的病歷。如果是在同一間醫院的不同科接受治療，各科的負責醫生都能掌握患者的治療內容，因此可以避免重複同樣的用藥或檢查。不過如果每一科都是在不同醫院接受治療，患者就必須自行向各家醫院的主治醫師報告治療內容和藥物。

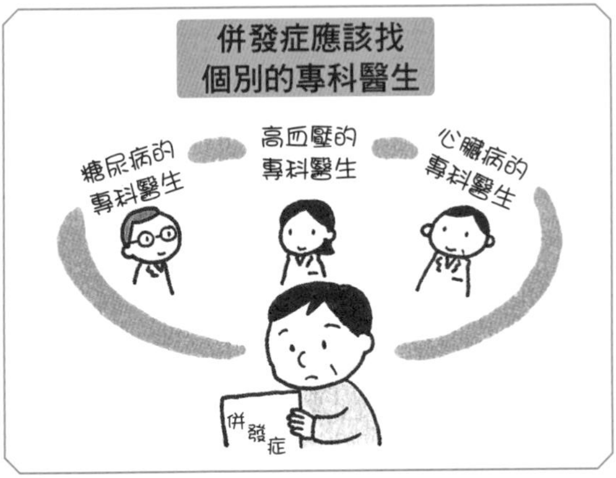
併發症應該找
個別的專科醫生
糖尿病的專科醫生
高血壓的專科醫生
心臟病的專科醫生
併發症

藥局一定會告訴你醫生開立的藥物資訊，因此請將它拿給主治醫師看。

痛風最可怕的發展就是動脈硬化的症狀惡化，導致高血壓、狹心症、心肌梗塞、腦中風等併發症。因為這些致命疾病而死亡的病例也不在少數。

一旦發現有併發症，請和主治醫師討論，並立刻接受治療。

Q 痛風和糖尿病有什麼樣的共通點呢？

A 國內的痛風病患大約有五十萬人，如果把準痛風患者也算進去，就有大約五百多萬人；而糖尿病患者則大約有一二〇萬人。

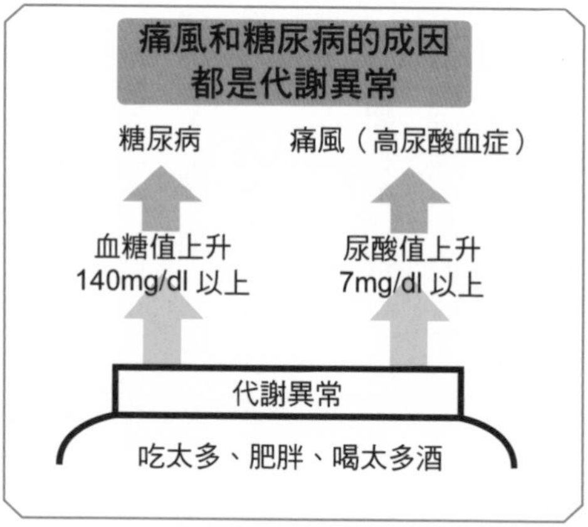

從數字上來看，糖尿病患者的人數比痛風患者多。然而兩種疾病的進展其實有共通點。

首先，這兩種疾病病因相似，大多是過量飲食、運動不足等不良的生活習慣造成的內臟脂肪型肥胖，以及因此而引起的代謝異常。

痛風發作是血液中的尿酸過多，而糖尿病則是血液中的醣類（血糖）過多。因此痛風（高尿酸血症）和糖尿病都是屬於「代謝症候群」（請參照第二十頁）的生活習慣病。

其次，這兩者都容易和其他生活習慣病併發。

痛風和糖尿病一樣，最可怕的就是導致併發症。

痛風可能會造成腎臟方面的疾病，招致腎衰竭或尿毒症。另外它也會加速動脈硬化，併發心肌梗塞或腦中風等心腦血管疾病，有可能危及生命。

糖尿病也會使動脈硬化，並導致三大併發症——糖尿病腎病變、糖尿病視網膜病變以及糖尿病神經病變。

如上所述，痛風和糖尿病的自覺症狀雖然不同，但發病原因都是代謝異常，所以這兩種生活習慣病常常同時出現。

Q 痛風是否會遺傳？

A 痛風及糖尿病等因為代謝異常引起的疾病，往往是因為患者原本就有遺傳基因異常，以致促進代謝的酵素有所缺損，再加上飲食過量造成肥胖而發病。

另外由統計數據來看，家人或親戚當中有許多痛風或糖尿病病例的家族，罹患痛風和糖尿病的機率也會比較大。因此容易罹患痛風的體質的確是會遺傳。

痛風既然會遺傳，可能就有人會問，痛風是否能夠藉由基因治療來預防？不過以現階段而言，這仍舊屬於無法辦到的範疇。

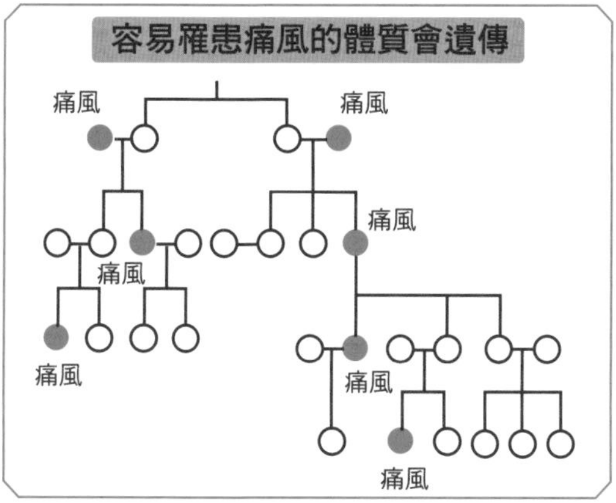

Q 服用控制尿酸值的藥物時，有哪些應該注意的事項？

A 控制尿酸值的藥物會依照痛風的類型而有所不同。

根據尿酸增加的方式，痛風可分作三種類型。

①尿酸產生過多型

這種痛風是因為尿酸產生過多，導致尿酸值上升而引起的。這類型的患者服用的是抑制尿酸產生的藥物，譬如 allopurinol。

②尿酸排泄不良型

這種痛風是因為腎臟無法順利排泄尿酸，導致尿酸過多而引起的。這類型的患者會服用促進尿酸排泄的藥物，譬如 benzbromarone 及 probenecid 等。

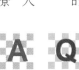

③混合型

這種痛風是因為尿酸產生過多及尿酸排泄不良兩種現象同時發生而引起的，所以患者會併用針對尿酸產生過多型及排泄不良型的兩種藥物。

由於治療痛風和高尿酸血症的藥物必須長期服用，因此目前使用的都是副作用較少、較安全的藥。不過如果感覺到噁心、腹痛、倦怠等自覺症狀，應該立刻向主治醫師報告，請醫生處理。

不論是尿酸生成抑制劑或是尿酸排泄促進劑，都有可能因為副作用而無法服用。這時如果讓排泄不良型的病患服用尿酸生成抑制劑，或是讓產生過多型的患者服用尿酸排泄促進劑，最終仍舊可以使尿酸值下降。

Q 最近我的眼睛常感覺刺痛，請問這和痛風有關係嗎？

A 尿酸值增高通常不會使眼睛感覺刺痛。痛風如果併發動脈硬化或糖尿病等疾病，就有可能會造成視網膜微血管及神經方面的問題。因此請到眼科做檢查。

Q 是否有某一類型或某種體質的人比較容易罹患痛風？

A 罹患痛風的人大約九九％是男性。其中大部分是中老年人，不過最近二、三十歲的年輕人罹患痛風的人數也開始增加。

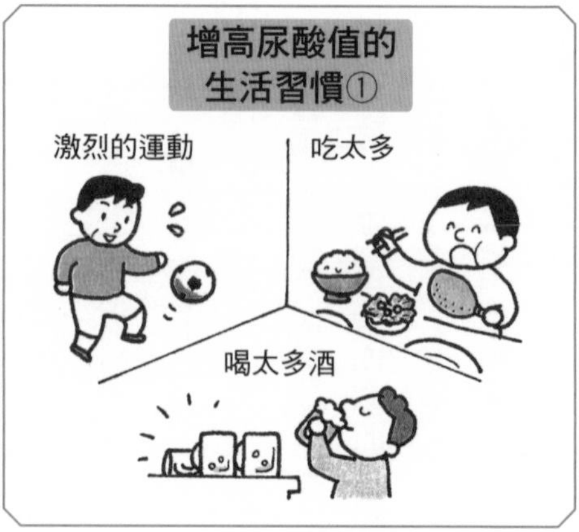
增高尿酸值的生活習慣①
激烈的運動
吃太多
喝太多酒

容易罹患痛風的人其外型及體質有以下的特徵：

①行動派的人，而且是具有攻擊性的人。

②食量大的人，而且是吃得很快的人。

③愛喝酒的人。

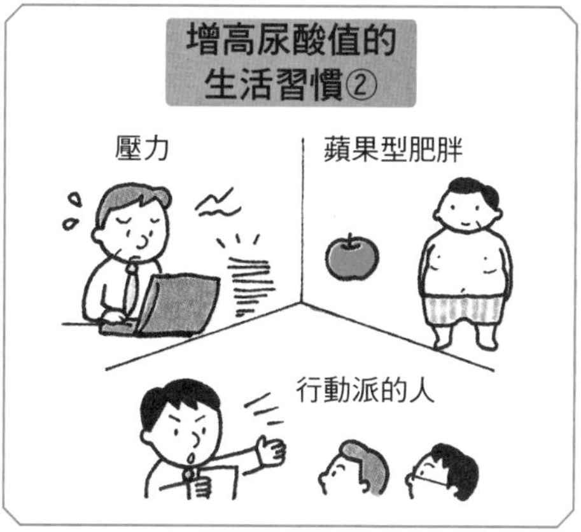

④蘋果型肥胖的人。
⑤承受慢性壓力的人。
⑥進取心很強、很努力的人。
⑦家族當中有許多痛風或糖尿病患者的人。

不過這些特徵當中有部分並沒有科學根據。在準痛風患者已經將近五百萬人之多的現代，去區分容易罹患痛風的類型及體質並煩惱自己是否符合這些條件，其實並沒有太大的意義。只要持續過著飲食過量、運動不足的生活，不論是誰都有可能會罹患痛風。

Q 我開始接受痛風治療已經三年了，很擔心會罹患併發症。請問我該怎麼預防呢？

A 即使持續接受痛風的治療，並遵守醫生指示藉由飲食療法及藥物療法控制尿酸值，仍舊有可能已經招致其他併發症。因此會擔心也是必然的。

併發症首重早期發現、早期治療。所以首先應該請主治醫師檢查自己是否有併發症。從各項檢查值可以知道是否患有併發症，或罹患併發症的可能。發現併發症之後，應該立刻開始治療；如果沒有併發症，則患者應該繼續遵從主治醫師的指示，進行飲食療法及藥物療法。

此外，每年最好做一、兩次住院檢查的綜合健康檢查，以利早期發現併發症。

併發症的出現情形會隨著病患本人的遺傳因素而相異。痛風容易招致的疾病包括腎臟功能障礙、尿路結石、動脈硬化引起的心肌梗塞及腦梗塞等。這些疾病一旦惡化，便有可能造成生命危險。因此必須充分作好預防工作。

Q 我擔心去國外旅行時痛風會發作。該怎麼辦呢？

A 出發去國外旅行之前，應該先找主治醫師討論，請醫生根據病況指導注意事項。

一般而言，旅行時也必須繼續進行飲食療法與藥物療法。當痛風快要發作的時候，就要服用抑制發作的藥物。

如果痛風隨時會發作，就得先掌握當地的醫院地址，以便在國外旅行時也能夠接受治療。這時請向旅行社詢問可進行痛風治療的醫院的地址和電話。此外，為了在國外的醫院也能夠告知病名和病情，可以事先學一些簡單的英語對話，這樣就可以安心不少。

Q 痛風發作為什麼都出現在足部大拇趾的趾根呢？

A 當痛風劇烈疼痛發作，最常出現在患者足部大拇趾的趾根處。

其原因之一是尿酸在溫度低的時候較不易溶於血液中，此時就容易形成結晶。因此在手腳末端體溫較低的部位，出現尿酸結晶的機率比較大。

尤其足部大拇趾的關節較大，便容易蓄積尿酸。此外，足部距離心臟較遠，血液和體液循環狀況不佳，也可能會造成某些影響。

還有，走路時不當的活動姿勢也被視作原因之一。

秋水仙鹼要在痛風發作的前兆期服用才有效

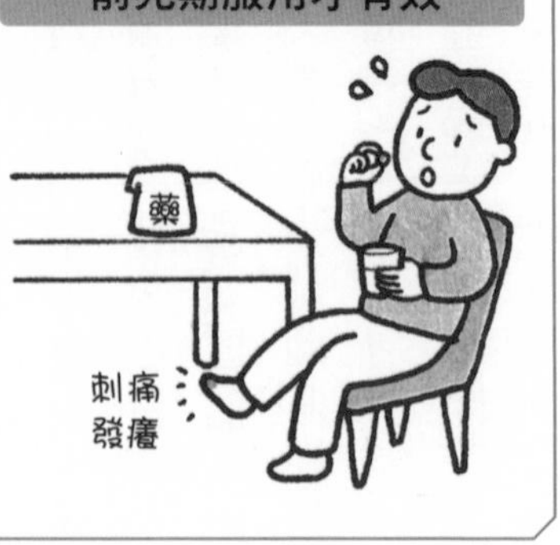

Q 痛風發作有沒有前兆？

A 第一次經歷痛風發作的患者也許很難發現痛風發作的幾項前兆。

一般而言，痛風發作的前兆有以下幾點。

①從發作的大約前一天開始，足部大拇趾根處就會感覺到刺痛或發

癢。

②足部大拇趾根處會感覺有些不適的狀態。

痛風發作的特徵之一就是常在半夜或黎明時分發作。如果感覺到痛風發作的前兆，可以在發作之前服用一顆秋水仙鹼之類的痛風發作緩解劑。但當發作開始之後，就不要服用秋水仙鹼了。

Q 容易導致痛風發作的條件有哪些？

A 容易造成痛風發作的條件有以下幾種：

①沒有服用控制尿酸值的藥物，或是沒有按時服用。

②吃了富含嘌呤的食物。

③喝了大量的酒（尤其是啤酒）。

④長時間進行劇烈運動。

⑤沒有攝取充足的水分，使得尿量無法達到兩公升以上。

⑥持續承受很大的壓力。

⑦冬天長時間處在寒冷的地方。

⑧夏天睡覺的時候冷氣開得太強。

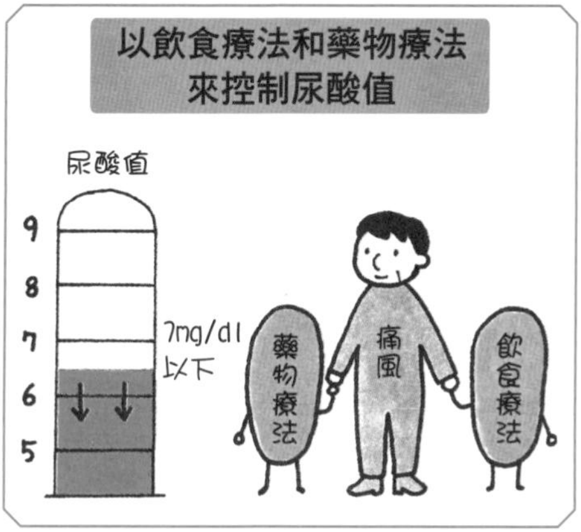

⑨吃太多而越來越胖。

由此可見，如果沒有好好遵守飲食療法及藥物療法，就容易導致痛風發作。

因此平日就應該遵守主治醫師的指示，注意日常生活中的細節。

Q 痛風發作時應該採取哪些應急措施？

A 痛風發作時的處理方式如下：

①冰敷患部。

②將椅墊折起來放在腳下，或想辦法將腳部墊高，不要亂動。

③不可以按摩或刺激患部。

④市售止痛劑當中的主要成分——乙醯水楊酸（阿斯匹靈），會使

痛風發作情形更嚴重，請不要服用。

⑤不可以喝酒。

⑥應儘早接受醫生診療。

⑦鞋子等不要造成局部的壓迫。

痛風發作時通常會使用以下幾種藥。

●秋水仙鹼

痛風發作的前兆期或剛發作時（極早期），服用一顆秋水仙鹼可以發揮抑制發作的效用，但是當發作正式開始就沒有效果了。此外，秋水仙鹼吃太多會導致拉肚子等副作用，所以在發作開始之後就不應服用。

●非類固醇類消炎藥

一般而言，這類藥物是為了抑制痛風發作的劇痛而使用的，也稱為消炎止痛藥。短期間服用較多藥量會頗有效果，不過如果腎臟功能不佳或是在接受胃潰瘍治療的人就不能服用。

●皮質類固醇

這種藥對於炎症具有強烈的效果，尤其以靜脈注射脂固醇最有效。

Q 香菸和咖啡會不會對痛風造成影響？

A 目前並沒有報告顯示香菸中約兩百種有害物質會直接導致尿酸值升高。不過尼古丁會使血管收縮，促進動脈硬化。由於腎臟是微血管的聚合體，因此抽菸有可能降低腎臟排泄尿酸的功能，因而增高尿酸值。

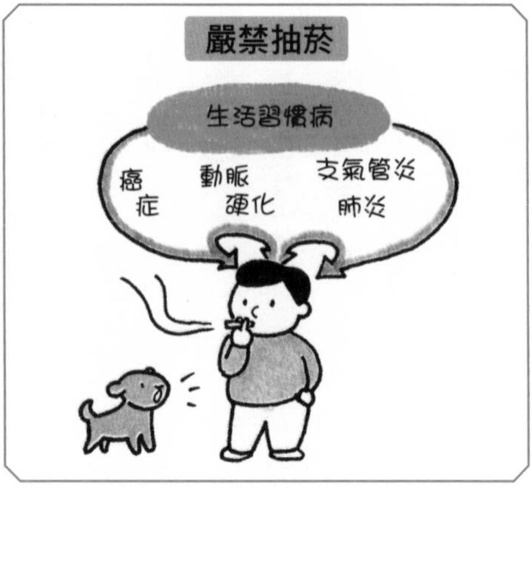
嚴禁抽菸
生活習慣病
癌症
動脈硬化
支氣管炎
肺炎

香菸中含有致癌的焦油及尼古丁等有害物質。據說約九八%的喉頭癌、約七二%的肺癌及約四八%的食道癌是導因於抽菸。

此外，即使是抽菸者身邊不抽

菸的人，也會因為二手菸而導致肺癌或動脈硬化。

除了痛風之外，香菸也會成為種種生活習慣病的原因。因此最好還是要戒菸。

至於咖啡當中，並沒有太多的嘌呤。只要喝咖啡的時候不加砂糖和奶精，即使喝得較多，也不會特別造成痛風惡化。

Q 罹患痛風之後還能吃肉嗎？如果可以，應該限制吃多少的量？牛肉、豬肉及雞肉當中，哪一種對痛風最沒有不良的影響？

A 肉類當中嘌呤含量最多的就是肝臟類，每一〇〇公克當中含有二〇〇～三〇〇毫克的嘌呤。其次是心臟類，每一〇〇公克含有一〇〇～一八〇毫克的嘌呤。再其次則是腿肉，每一〇〇公克含有一〇〇～一二〇毫克。大里肌肉每一〇〇公克大約含有九〇毫克的嘌呤。

這些數值不論是牛肉、豬肉或雞肉都大致相同。嘌呤含量主要是隨著肉的部位而有不同。

每餐攝取的肉類嘌呤量應限制在 50 毫克以下

每餐的嘌呤　50毫克以下

↓

- 肝臟　約 20 公克
- 心臟　約 40 公克
- 腿肉　約 50 公克
- 大里肌　約 50 公克

罹患痛風的人每餐從肉類所攝取的嘌呤應該限制在五〇毫克以下。換算為肉類的重量，肝臟大約是二〇公克，心臟大約是四〇公克，腿肉大約是五〇公克，大里肌肉也大約是五〇公克。

此外，注意吃肉的時候應該避免烤肉和啤酒這樣的組合。

Q 為什麼尿酸值沒有很高，痛風卻發作了？

A 尿酸值在九mg／dl以上的狀態如果持續五年以上，大約有二〇%的人會痛風發作。如果持續十四年以上，就會有大約九〇%的人痛風發作。

即使尿酸值只比七mg／dl高一些，只要持續十四年以上，就會有大約一六％的人痛風發作；若是比八mg／dl高一些的人，則會有大約二五％痛風發作。

問題中只說「尿酸值沒有很高」，並沒有提出具體的數值。不過即使只是比七mg／dl高一些這樣的數值而被診斷為高尿酸血症，維持十年以上，也有可能出現痛風發作。因此患者必須隨時控制尿酸在七mg／dl以下。

另外，尿酸值如果急遽下降，沉積在關節周邊組織的尿酸結晶就會從關節中溶解出來，有可能造成痛風發作。

相反地，痛風一旦發作，尿酸值就會暫時下降。這個問題的發問者可能就是碰到這樣的狀況。

總之，最好是將自己的狀況告訴主治醫師，請他詳細診察。

Q 聽說痛風用藥如果吃錯了後果會很嚴重，是真的嗎？

A 痛風用藥隨著痛風的類型（尿酸產生過多、尿酸排泄不良）以及使用目的——抑制痛風發作（急性痛風關節炎）或控制尿酸值——而不同。

痛風用藥必須遵守醫生的處方按時服用。如果因為檢查結果尿酸值下降或是痛風不再發作而擅自停藥，痛風的症狀就會惡化，導致腎臟功能障礙、動脈硬化等併發症。

應向醫生或藥劑師詢問服藥的注意事項

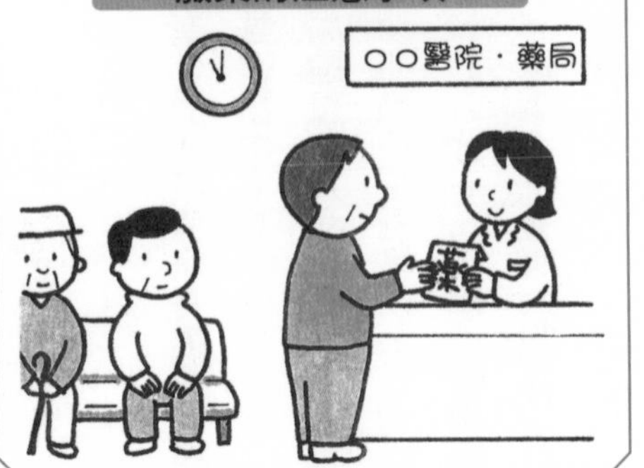

此外，降低尿酸值的常見用藥allopurinol和某些藥同時使用，有可能會造成降低腎臟排泄功能的副作用，因此必須嚴格管理合併使用的藥物。請務必遵守主治醫師的處方用藥。

服藥時特別需要注意的就是預

防痛風發作的秋水仙鹼。當痛風的劇痛發作開始之後，就不可以再服用。要抑制痛風的劇痛，應服用非類固醇類消炎藥。

用藥方面常見的問題，就是有些患者服用秋水仙鹼之後仍感到疼痛，便繼續大量服用秋水仙鹼。秋水仙鹼如果服用過多，一定會產生想吐、拉肚子等腸胃方面的副作用，應多加留意。嚴重的話，也可能導致造血障礙。

另外，如果在痛風發作時才服用降低尿酸值的藥，就會使症狀惡化。這一點常常有人誤會，請特別注意。平常沒有控制尿酸的人，如果在發作時才連忙服用降尿酸藥，反而會導致發作。而已經在控制尿酸的人，也有可能在治療開始後六個月內發作，但這時不能停止服用控制尿酸的藥。

開始服用降尿酸的藥之後，大約要經過六個月左右的時間尿酸值才會穩定。此外，開始服藥之後的兩、三個月當中，尿酸值會變得很不穩定，因此容易造成痛風發作。

服用治療痛風的藥會使體內蓄積的尿酸逐漸排泄。因此，有許多人必須持續服藥長達十年。

在這樣的情況下，除了服藥之外，如果能夠好好遵守飲食療法並改善生活習慣，將來尿酸值如果穩定，或許就可以減少藥量，只藉由飲食療法來控制尿酸值。

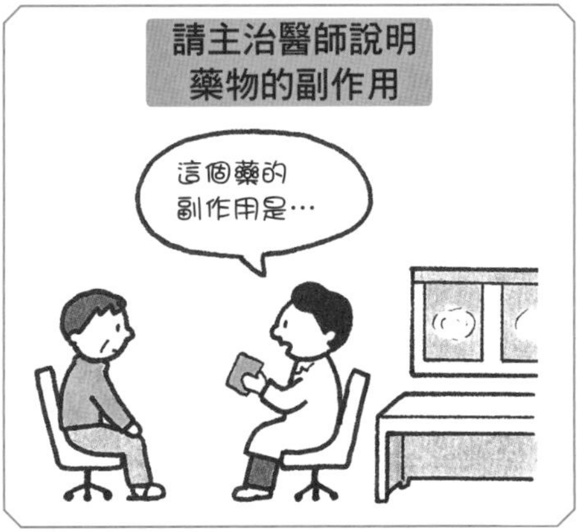
請主治醫師說明藥物的副作用
這個藥的副作用是…

Q 服用痛風的藥，是否會有造成肝臟功能障礙的副作用？

A 控制尿酸值的藥物說明書上，幾乎都會把肝臟功能障礙列為副作用之一。主要原因可能是因為這些藥必須長期服用，因此會對負責代謝藥物成分的肝臟造成很大的負擔。

不過最近的藥無論是成分或功能方面都不斷的改良。一般而言只要依照醫生的指示服藥，即使長期服用也不須擔心副作用。

如果察覺到異常的自覺症狀，應立即告知主治醫師並調查原因。肝臟功能障礙等藥物副作用往往會在開始服藥後六個月內出現，因此治療初期應每個月檢查一次尿酸值、肝功能、血液細胞成分等。

Q 我在服用痛風藥物之後，尿酸值已經穩定了。接下來該多久去一次醫院呢？

A 如果好好接受痛風治療，尿酸值也保持穩定，那麼可以等到上回開的痛風藥吃完、必須拿新的藥的時候，再去醫院回診。

不過，最了解患者病情的是主治醫師，所以還是應該向主治醫師確認接受治療的間隔時間。

Q 基因治療的研究似乎不斷有新的進展。不知道是否也能治療痛風呢？

A 關於尿酸代謝異常導致高尿酸血症及痛風的分子層面機制，至今仍舊不是很清楚。

目前這方面的研究，還停留在研究天生基因異常、缺乏代謝嘌呤酵素的人的染色體等階段。要建立痛風和高尿酸血症的基因治療法，還需要一段時間才行。

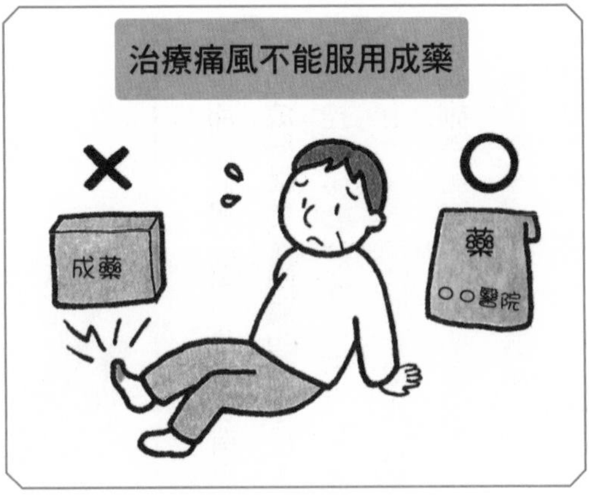

Q 痛風發作時，可以服用市售的止痛藥嗎？

A 抑制痛風發作（急性痛風關節炎）的藥（用來減輕關節發炎症狀）和藥局所販賣的針對頭痛、腰痛和生理痛的止痛成藥（用來減輕神經興奮），兩者所治療的疼痛性質是不同的，成分也完全相異。因此痛風發作時不應服用成藥。市售的止痛劑成分是乙醯水楊酸（阿斯匹靈），如果服用太多，會使痛風發作更為嚴重。

如果一定要買成藥，請使用作為退燒藥的肛門塞劑。另外，也不可以按摩痛風發作的關節。按摩會刺激正在和尿酸結晶戰鬥的白血球，使劇痛發作及炎症更嚴重。

Q 有沒有可治療痛風的中藥？

A 很遺憾，目前還沒有發現可治療痛風——亦即可長期控制尿酸值——的中藥。

痛風藥不會對胎兒造成影響

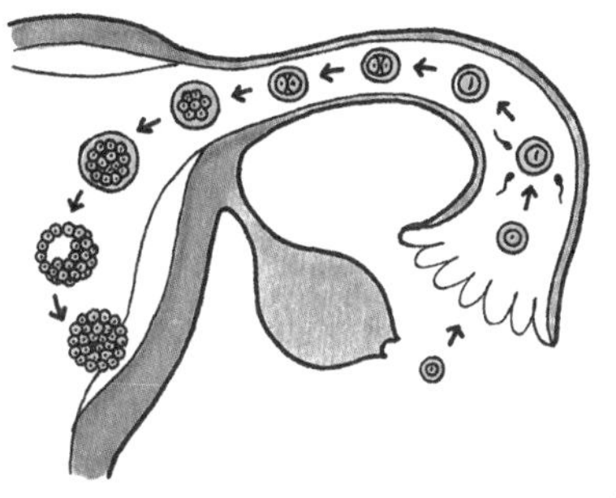

Q 我懷孕了。我先生從去年就在服用痛風的藥，會不會對胎兒造成影響？

A 治療痛風的藥物當中，已知預防痛風發作的秋水仙鹼具有妨礙細胞分裂的作用。

當卵子和精子在輸卵管相遇、受精，細胞分裂就已經開始了。受精卵不斷進行分裂，並由輸卵管移到子宮，著床於子宮內黏膜，最終成長為胎兒。

如果受精卵在進行細胞分裂的時候受到秋水仙鹼成分干擾，妨礙細胞分裂進行，那麼在這一階段受精卵就會停止成長，因此也就不會懷孕了。

一般而言，並不是所有受精卵都會成為胎兒。約七〇％～八〇％的受精卵因為染色體異常而無法著床，即使著床也會流產或成為死胎。

既然已經成長為胎兒，就意味著在受精卵的階段細胞分裂並沒有受到阻礙，染色體也沒有異常。因此胎兒應該沒有受到不良影響。

請祈禱肚子裡的胎兒成長為健康的寶寶，並繼續向生產的目標邁進。

控制尿酸的藥幾乎都不會造成畸形兒。**allopurinol** 是在代謝的過程中發揮作用，理論上有可能造成危險。不過，實際上至今還沒有出現過這方面的例子，因此應該不用擔心。

Q　服用痛風藥有哪些注意事項？

A　服用降低尿酸值的藥物時，藥量和服用時間都應嚴格遵守醫生的指示。

服用藥物的方式是否正確，對於痛風治療的結果影響非常大。

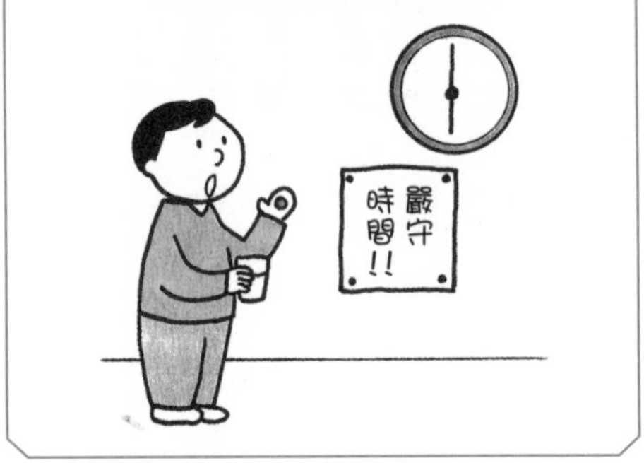

應嚴守痛風藥的服用時間

說得極端一點，服用控制尿酸的藥物時，在服藥時間方面請抱著「一分一秒都不能有差錯」的態度。這種說法也許聽起來有些誇張，不過的確可以藉此確實地減少尿酸。尿酸值如果下降，就可以減少藥物的服用量。

當然，每種藥都會有它的副作用，痛風的藥也不例外。但只要按部就班服藥，就可以提早減輕藥量。如果因為尿酸值下降就擅自改變藥量、服藥次數及時間，將遲遲無法讓尿酸值穩定。

Q　「痛風之友會」是什麼樣的組織？

A　「痛風之友會」是以痛風病患為對象的全國性組織，在一九六九年成立。痛風之友會的活動目的，是要教育有關痛風（高尿酸血症）的正確知識，並喚起大眾注意理想的治療環境、相關的健康問題等重要議題。具體而言，這個組織曾介紹全國大約一二〇間醫療設施及專科醫生，也針對與痛風相關的藥物、食物、酒類等進行討論。二〇〇五年三月，痛風之友會正式解散，結束了持續約三十六年的活動。

Q 我正在接受憂鬱症的治療，可以服用治痛風的藥嗎？

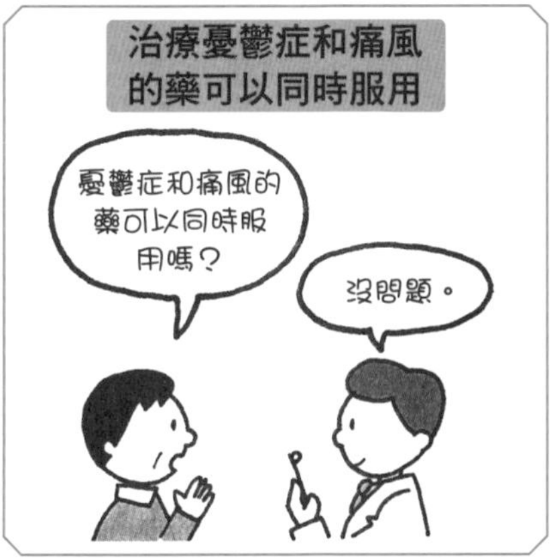
治療憂鬱症和痛風的藥可以同時服用
憂鬱症和痛風的藥可以同時服用嗎？
沒問題。

A 痛風是代謝方面的疾病，因此即使同時服用治療痛風的藥和憂鬱症的藥，也不會有特別的問題。

患者如果仍舊感到擔心，可以向醫生報告目前服用藥物的名稱，並請醫生詳細說明。

Q 請問預防痛風的併發症有哪些注意事項？

A 服用控制尿酸值的藥，尿酸值就會下降，不會產生痛風發作等自覺症狀，因此病患往往會忽略生活上應注意的事項。

首先，應該要繼續致力於改善生活習慣。導致生活習慣病併發症的首要原因是動脈硬化。可藉由健走、游泳等有氧運動來解決運動不足的問題，並計算自己應攝取的熱量，持續營養均衡的飲食生活。另外，應避免喝太多酒，也不可以抽菸。

還有就是要定期做健康檢查，確定是否罹患併發症，以及病情是否惡化。

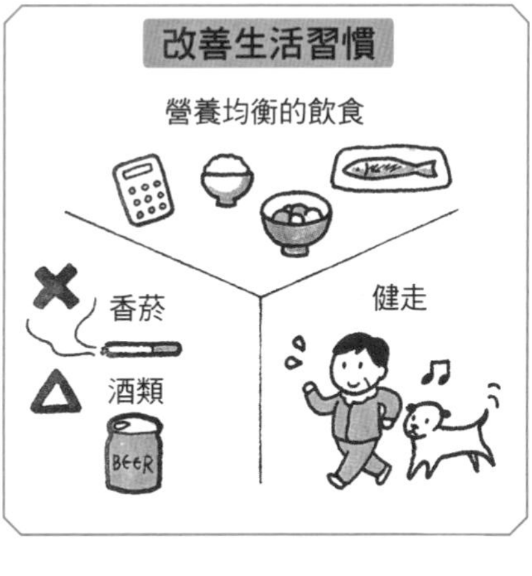
改善生活習慣
營養均衡的飲食
香菸
酒類
BEER
健走

Q 我在接受痛風的治療之後，反而更常發作。請問這種現象正常嗎？

A 痛風之所以會發病，是因為體內過多的尿酸蓄積在關節等部位，形成尿酸結晶，而這些尿酸結晶又受到白血球攻擊，使關節產生嚴重的發炎症狀。

痛風發作時，關節會腫脹，並引起劇烈的疼痛。然而不久之後，又會好像完全沒事一樣好轉。

但如果因此而不去治療，痛風就會每年發作一～二次，病情也會惡化。

當尿酸過多到引起痛風發作，患者的關節中其實就已經積滿了尿酸結晶。

服用降尿酸藥的初期容易引起痛風發作

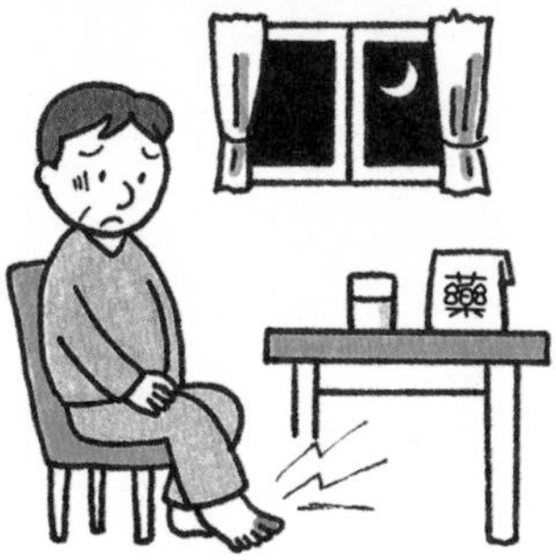

痛風的治療開始之後，服用降尿酸的藥，血液中以及體內蓄積的尿酸就會逐漸溶解，隨著尿液、汗水及糞便一同排泄。

過了一段時間，體內過多的尿酸完全排泄之後，尿酸值就會恢復正常。

可是即使血液中的尿酸減少，關節中蓄積的尿酸仍不會立刻減少。事實上這階段最容易造成痛風發作。

調查開始治療痛風的患者之後發現，服用降尿酸藥的病患當中，每四人就有一人在開始服藥的三個月之內，出現痛風發作症狀或發作的預兆。

像這種痛風治療初期的發作，大約會在六個月左右之後消失。如果能夠繼續治療，就幾乎不會再出現痛風發作的情形。

病患也許會覺得，明明已經在接受痛風治療，卻反而容易招致痛風發作，感覺有些不能接受。不過，這也是持續痛風治療的障礙之一，每個痛風病患都必須經歷這樣的症狀。

此外，開始服用降低尿酸的藥之後，尿酸值可能會起伏不定。這時也容易引起痛風發作。

為了盡量避免這樣的症狀出現，一定要按時且定量服用醫生開的藥才行。

同時也要徹底執行飲食療法，飲食不要過量。

痛風治療會花很長的一段時間，但一定會有好轉的一天。所以最重要的就是不可以半途停止治療，一定要持之以恆。

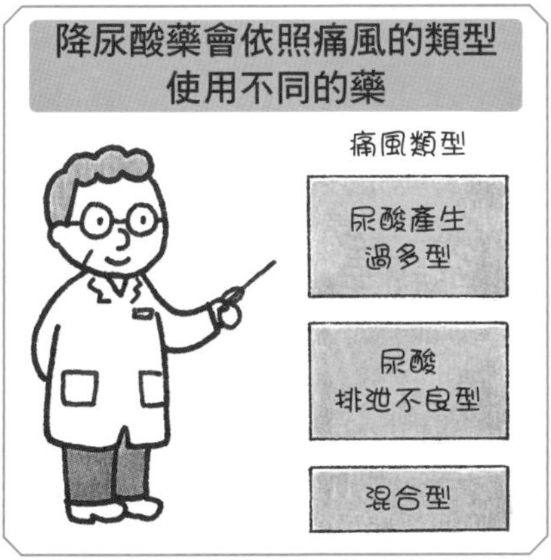

第 8 章

日常生活注意事項

1 日常生活中應如何預防高尿酸血症與痛風？

尿酸值會增高，除了先天體質因素之外，最大的原因就是肥胖。為了預防高尿酸血症和痛風，應該注意以下幾點。

①從ＢＭＩ指數（身體質量指數）計算出自己的標準體重（請參照第五十一頁），改善飲食習慣以避免體重過重，而且不要攝取過多的熱量，尤其應該避免攝取太多的動物性脂肪和動物性蛋白。

②適度的運動。

③定期接受健康檢查，檢查尿酸值及是否罹患其他生活習慣病。

④少喝酒。

⑤儘早紓解身心壓力。睡眠要充足。

⑥攝取充足的水分。

預防高尿酸血症與痛風的日常生活注意事項

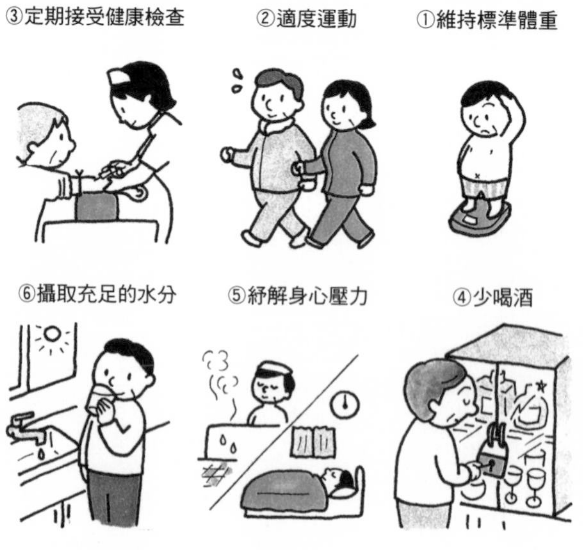

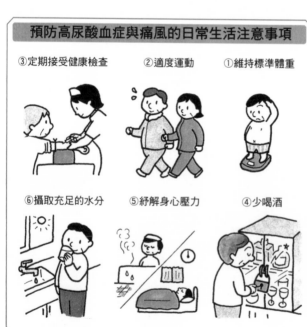

2 高尿酸血症與痛風治療過程中，日常生活需注意哪些事項？

最重要的就是要遵照醫生的指示，進行飲食療法，改善肥胖的體型，並按時服用控制尿酸值的藥。具體而言有以下幾點要注意：

①定期做健康檢查，檢查是否有其他生活習慣病的併發症。

②定期檢查尿酸值。

③不要吃太多，以免過胖。

④不要做劇烈運動。應選擇健走或游泳等有氧運動。

⑤減少動物性脂肪的攝取量，多吃鹼性食物。

⑥戒酒，或是節制飲酒。

⑦每天喝兩公升以上的水。

⑧避免吃太多嘌呤含量高的食物。

⑨檢查尿液酸鹼度（pH值）。

⑩不要忘記服用醫生開的藥。不能因為尿酸值下降就擅自停藥或減少藥量。

⑪壓力應儘早消除，避免過度勞累。

日常生活應遵守醫生指示的事項

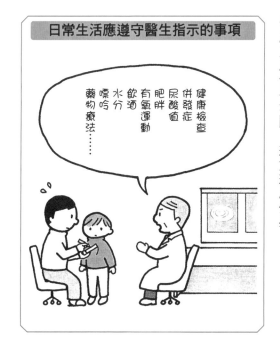

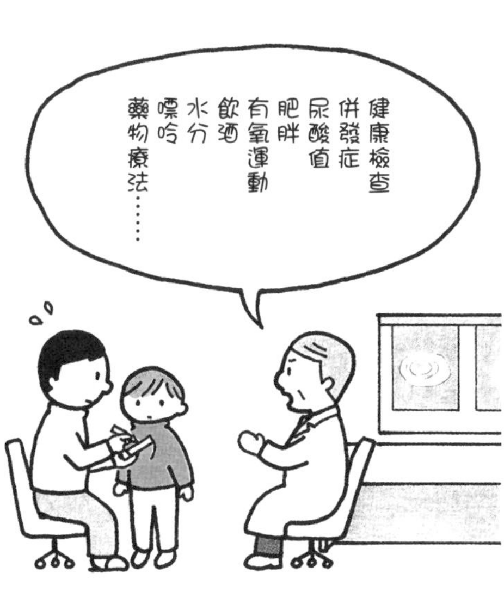

健康檢查
併發症
尿酸值
肥胖
有氧運動
飲酒
水分
嘌呤
藥物療法……

3 健走等有氧運動真的不會使尿酸值升高嗎？

肌肉分為白肌（快肌）及紅肌（慢肌）兩種。白肌是在全力奔跑之類需要爆發力的時候用到的肌肉。它會將肌肉中積蓄的肝醣轉換為「三磷酸腺苷」（ATP）來使用。由於以肝醣作為能量來源時不需要用到氧，所以使用白肌的運動又稱為無氧運動。

無氧運動因為是以ATP作為能量來源，因此會產生尿酸，增高尿酸值。舉重和全力衝刺的短跑都屬於無氧運動。

另一方面，紅肌是進行需要耐久力的運動時所使用的肌肉。能量來源一開始是血液中的氧及醣類，過了二十分鐘左右醣類耗盡，就開始燃燒體脂肪作為能量來源。

像這樣以氧、醣類和體脂肪作為能量來源的運動就叫做有氧運動。有氧運動包括健走、游泳、慢跑、騎自行車、有氧舞蹈等。

有氧運動非常適合減重，也不會產生尿酸。但有氧運動必須持續二十分鐘以上才能達到減少體脂肪的效果。這是因為開始運動起大約二十分鐘內，所消耗的是血液中的醣類。

消耗氧和體脂肪的有氧運動，對於降低尿酸值有極佳的效果。

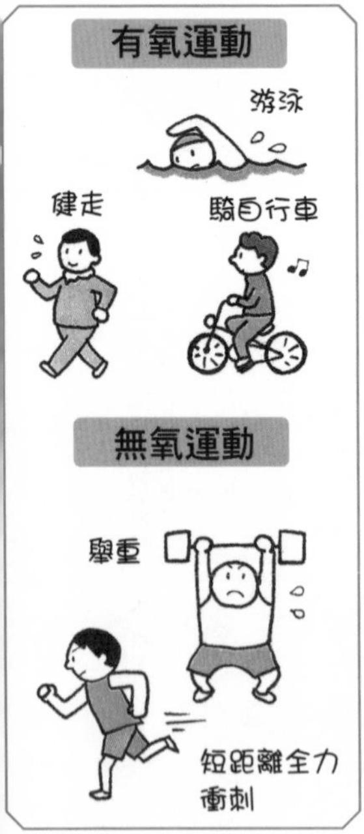
有氧運動
游泳
健走
騎自行車
無氧運動
舉重
短距離全力衝刺

4 痛風易在特定季節發作嗎？

氣溫低的時候，尿酸就容易形成結晶。因此過去認為在氣溫低的冬天最容易痛風發作。

此外，夏天因為流較多汗，體內水分減少，尿酸濃度增高，便容易產生尿酸結晶。因此夏天也被認為是痛風常發作的季節。

然而調查痛風病患發作季節的結果，得知有許多人也會在春天發作。因此目前一般認為痛風發作和季節沒有太大的關連。

只要好好控制尿酸值，不論是什麼季節痛風都不會發作，因此不用太在意季節。重要的是要遵照醫生指示服藥。

5 長期出差有哪些注意事項？

首先應該告訴醫生自己要出差的事情，詢問醫生應攜帶的藥物和飲食方面的注意事項。罹患痛風的人往往會有動脈硬化、高血壓、腎臟病、糖尿病等併發症，這種情況下也必須針對併發症做準備。

一般注意事項包括：遵照醫生的指示服用控制尿酸值的藥，不要累積過多疲勞，要找時間放鬆自己泡泡澡，也要充分睡眠。

痛風如果已經慢性化，也許就得事先掌握當地可以治療痛風的醫院。到陌生的國家旅行有可能因為壓力而造成痛風發作，因此必須事先準備好發作時的因應對策。平常服用的秋水仙鹼、非類固醇類消炎止痛劑最好也要隨身攜帶。

6 生活無法規律作息該怎麼辦？

首先應該告訴主治醫師自己日常生活不規律的事實，並請醫生更換其他可行的飲食療法。

一般而言，如果用餐時間不規律，尤其是晚餐必須在深夜進食，就應該在早餐和中餐攝取足夠的熱量，晚餐則選擇不會造成胃部負擔的簡單餐點，將三餐熱量攝取的重心放在早餐和午餐。

從晚餐後到就寢的這段期間，應該間隔三～四小時。如果少於這段時間，脂肪就會囤積在肝臟，造成肥胖。

治療痛風除了實施飲食療法之外，也常常會兼用藥物療法。飲食療法即使無法順利進行，也可以藉由服用降低尿酸值的藥物避免痛風惡化。

7 可以自己測量尿酸值嗎？

將抽血所得的血液放置一段時間，就會分成上層的黃色液體及下層的紅色沉澱物。上層的黃色液體稱為血清（血漿），紅色的沉澱物稱為血球。

「尿酸值」正確地說應該稱為「血清尿酸值」，尿酸值是測量血清中所含尿酸量的結果。因此如果沒有醫學檢查的技術，就無法測量尿酸值。

最近有些針對一般大眾的檢查機構，只要抽少量的血送去，就可以幫忙測量尿酸值和血糖值等。利用這樣的服務，即使不到醫院也可以得知自己的尿酸值。

不過除非有特別的情況，否則還是建議到醫院做血液生化檢查。

8 高尿酸血症患者外食時如何選擇餐點，以避免罹患痛風？

以前高尿酸血症的飲食療法，會限制患者食用富含會增加尿酸的嘌呤的食物。

但最近的研究顯示，由食物進入體內的嘌呤幾乎都會在腸內分解，隨著糞便排泄。因此現在已經不再嚴格限制這類食品。

只要別吃太多鱈魚卵、肝臟類、魚類精巢、牛排等嘌呤含量高的食品，並不需要特別限制飲食的內容。但因為痛風患者也可能罹患其他併發症，因此關於飲食方面的問題還是得請教主治醫師。

外食的菜單多半是口味較重（鹽分較多）的料理，因此最好避免像拉麵、豬肉飯這樣的單一料理，而要選擇附有沙拉、燙青菜等的套餐比較好。

鹽分如果攝取太多，就會促進動脈硬化，使腎臟功能低落，導致痛風症狀惡化，或招致高血壓、高血脂症、糖尿病等。因此請盡量將每日攝取的鹽分控制在七公克左右。

外食應注意餐點的選擇！

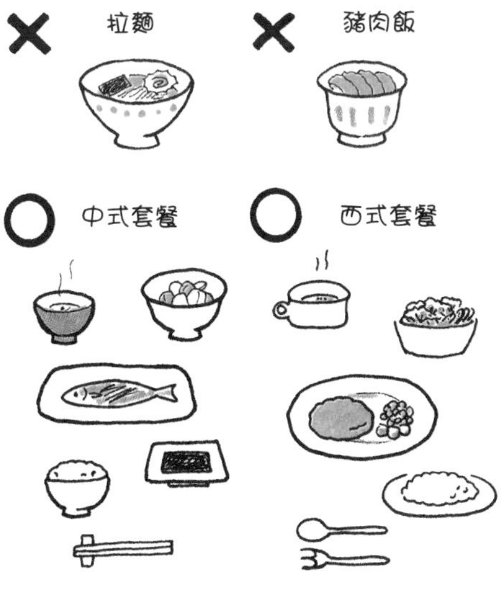

9 健康檢查顯示尿酸值偏高，該如何設定酒精的攝取量？

酒精具有促進尿酸產生、抑制尿酸排泄的作用。此外如果喝太多酒，也容易導致肥胖及肝功能障礙。因此尿酸值偏高時最好還是不要喝酒。尤其是以大麥作為原料的啤酒嘌呤含量很高（麥芽的嘌呤含量很高），喝太多就會使尿酸值增高。

根據調查，罹患痛風的人當中約有九五％每週有五天以上會喝酒。

雖然不知道發問者的尿酸值多少，無法回答精確的酒精攝取量，不過一般來說，每天適當的飲酒量以啤酒而言是中瓶一瓶，日本酒是一合（約一八〇毫升），單份威士忌是兩杯，葡萄酒則是兩杯。不過尿酸值如果在八mg／dl以上，因為容易導致痛風，最好還是不要喝酒。

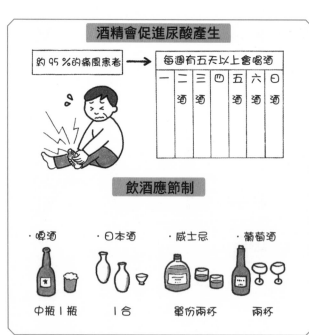

10 痛風的人應如何設定鹽分的攝取量？

鹽分如果攝取過多，就會促進動脈硬化，並使高血壓、高血脂症、糖尿病、腎臟病等生活習慣病惡化。由於這些疾病常常會和痛風併發，因此平日飲食應避免攝取太多鹽分。

鹽分的每日攝取量理想值是六～七公克，不要超過十公克，但目前國人每日攝取的鹽分量高過上述標準。如果已經罹患痛風等生活習慣病，應將鹽分攝取量控制在每天七公克以下比較理想。

各位可以買一本市售的熱量手冊，調查每天吃的食物當中含有多少鹽分。

譬如土司兩片大約含有一・五公克的鹽，泡麵一碗大約是四公克，竹筴魚乾一片大約是二・四公克，蘿蔔乾一片大約是一公克等。這些鹽分全部加起來，就已經將近九公克。由此可見，我們每天攝取的鹽分量是如何之多。

要減少鹽分的攝取量，就必須掌握自己吃的食品當中含有多少鹽分，否則很難進行。

二○○四年六月，英國衛生署要求大型食品製造商和超市減少加工食品當中的鹽分含量。這是因為鹽分攝取過多會導致高血壓和心臟病，而大約有七五%的鹽分是從加工食品所攝取。

英國成人每日平均鹽分攝取量是十公克，並以降低至六公克為目標。

由此可見，歐美國家為了維護國民的健康，也非常關注鹽分攝取過多的問題。

11 多攝取水分增加尿量，真的能改善痛風與高尿酸血症的症狀嗎？

痛風和高尿酸血症的成因是因為體內的尿酸無法充分排泄，導致尿酸值過高。只要尿量增加，就可以多排泄一些尿酸。因此應補充足夠的水分，使每天的排尿量達到兩公升以上為宜。尤其是梅雨季節和夏季，更需要特別注意。

在此要提醒一下：運動飲料和市售飲料含有許多糖分，因此不建議飲用。請盡量喝白開水或茶。

部分品牌的礦泉水含有相當多的鈉（鹽分），因此無法一概而論地推薦飲用礦泉水。

在增加尿量的同時，也必須使尿液呈鹼性（pH七以上）的狀態。

尿的酸度如果太強，就不易溶解尿酸（pH六以下屬於酸性尿）。因此必須多吃鹼性的食物。症狀如果惡化，就要服用使尿液鹼化的藥。

鹼性食物包括蔬菜、海藻、蕈類、水果類，酸性食品則包括肉類、魚類、穀類、蛋類等動物性蛋白質含量高的食物。

尿液的酸鹼度只要在醫院檢查就可以立刻知道。不過市面上也有販售測量尿液酸鹼度的試紙，可以自行買來測量。

攝取充足的水分，
減少尿酸

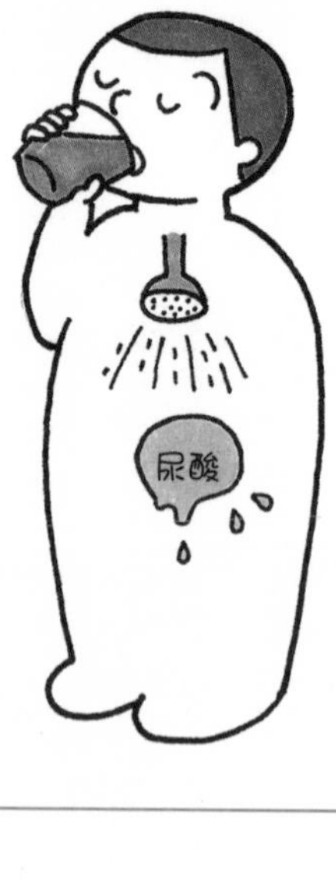

12 罹患痛風之後，只要一走路腳部就會立刻感覺疼痛，這是什麼原因？

一般而言，痛風的劇痛發作一旦平息，就不會因為疼痛而影響到走路。不過如果疏於控制尿酸值，導致痛風症狀惡化，就可能造成腳部關節變形等問題。

走路時腳部如果會感覺疼痛，有可能是得了間歇性跛行症。這種疾病是因為腳部血管發生動脈硬化的現象，導致血液循環不良，血液無法充分到達腳的末端，行走時便會感到疼痛。

此外，如果罹患變形性腰椎症，就會出現腳部發麻等症狀，有可能導致步行困難。

如上所述，腳部感覺疼痛的原因除了痛風之外，還有很多種，因此必須經由主治醫師診斷。

特別重要的是應該檢查脊椎。

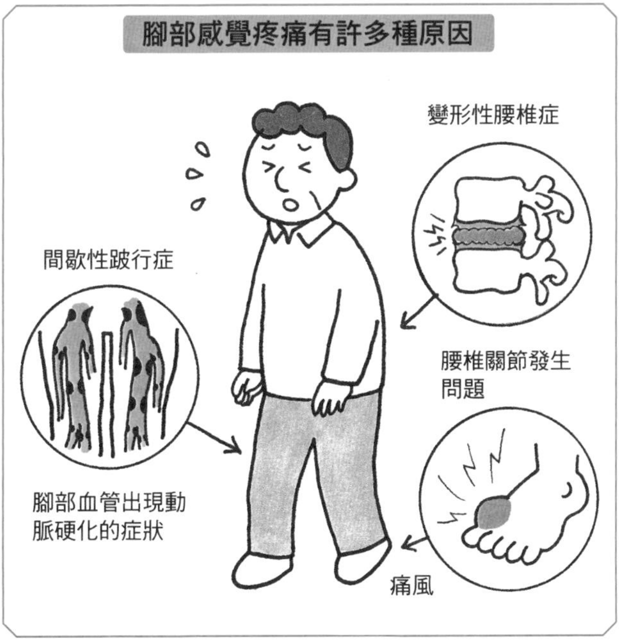

13 預防併發症的飲食療法有哪些重點？

談到痛風的飲食療法，常常都會圍繞在不能吃的食品上打轉。不過在這裡，我們要來討論進行痛風飲食療法時，該怎麼做才能吃到各式各樣的料理，並介紹飲食療法的基礎。

①攝取均衡的營養

痛風的飲食療法不能只是注意著要限制嘌呤含量高的食品，而應均衡攝取五大營養素和食物纖維。主菜、副菜和主食要包含各式各樣的食物種類才行。

②每日應攝取適當的熱量

痛風和高尿酸血症的患者往往有過胖的問題。肥胖會導致容易和痛風併發的糖尿病、高血脂症、高血壓、缺血性心臟病、腦血管障礙等生活習慣病。因此首先必須改善肥胖的問題。為了減去過多的重量，請從標準體重來換算出熱量值。男性大約是一四〇〇～一八〇〇大卡，女性則是一二〇〇～一六〇〇大卡。但必須注意減重不可減得太快。每個月減一～二公斤，才不會造成身體沉重的負擔。

③不要連續吃嘌呤含量高的食物

造成痛風原因的尿酸，是由嘌呤代謝後所產生的廢物。因此在以前，痛風的飲食療法會限制食用嘌呤含量高的食品。

不過後來的研究發現，隨著食物進入體內的嘌呤幾乎都會在腸內分解排泄，因此就不再嚴格限制了。不過富含嘌呤的動物肝臟、內臟、沙丁魚、秋刀魚等內臟類及其湯汁，以及魚卵等食品，仍應避免連續吃太多。

④避免攝取過多的肉類和魚類等蛋白質食物

肉類和魚類的蛋白質當中含有大量的嘌呤。攝取過多蛋白質，就會增加尿酸的產生量，因此必須控制肉類蛋白質的攝取量。可以吃嘌呤含量較低的蛋（雞蛋）、豆腐、牛奶、乳製品等。肉類則選擇腿肉、里肌等脂肪較少的紅肉。此外，尿酸容易溶解於水中，因此肉類的烹調可以選擇煮、燙的方式。

⑤多吃蔬菜

要使腎臟排泄大量尿酸，尿液必須要是鹼性的。尿液如果是酸性，不僅尿酸不易排泄，也容易導致尿路結石。蔬菜是富含維生素、礦物質的鹼性食品。除了蔬菜之外，多吃根莖類及海藻類也可以使尿液變成鹼性。

⑥少喝酒

喝酒的主要問題不在於所含的嘌呤量，而是酒精本身會促進尿酸產生，妨礙尿酸排泄。

此外，喝太多酒也會使三酸甘油脂增加，導致內臟脂肪型肥胖。

每日的適當飲酒量，以啤酒而言是五〇〇毫升罐裝一罐，日本酒是一合（約一八〇毫升），威士忌是雙份一杯（約六〇毫升），燒酒是三分之二合，葡萄酒則是兩杯的量。每週至少要有兩天不喝酒，讓肝臟得到休息。

⑦節制鹽分攝取

痛風的併發症幾乎都是導因於動脈硬化和高血壓的疾病。平時就應避免吃鹽分高的食品，調味應清淡，以預防併發症。

⑧攝取充足的水分

要排泄大量尿酸，就必須增加尿量。一天至少要以兩公升以上的排尿量為目標。為此每天應努力喝兩公升以上的水分。不過應避免喝加糖的罐裝咖啡、果汁或碳酸飲料，改喝開水、烏龍茶等。

十一劃

十二劃

十三劃

十四劃

十五劃以上

七劃

八劃

九劃

十劃

索引

一劃

三劃

四劃

五劃

六劃

國家圖書館出版品預行編目資料

痛風與高尿酸血症 / 御巫清允監修；黃涓芳譯 .
-- 初版. -- 臺北縣新店市：世茂, 2007[民 96]
面；　公分. --（生活保健室；C38）
含索引

ISBN 978-957-776-862-9 (平裝)

1. 痛風

415.276　　96011017

本書中所提供的資訊與方法並非要取代正統的醫療程序，因個人體質、年齡、性別、特殊病史等各異，若您有任何身體上的不適，我們建議您應優先請教專業的醫護人員。

生活保健室 C38

痛風與高尿酸血症

監　　修／御巫清允
譯　　者／黃涓芳
總 編 輯／申文淑
責任編輯／傅小芸
封面設計／莊士展
出 版 者／世茂出版有限公司
發 行 人／簡玉芬
登 記 證／局版臺省業字第 564 號
地　　址／（231）台北縣新店市民生路 19 號 5 樓
電　　話／（02）2218-3277
傳　　真／（02）2218-3239（訂書專線）
　　　　　（02）2218-7539
劃撥帳號／ 19911841
戶　　名／世茂出版有限公司
　　　　　單次郵購總金額未滿 500 元（含），請加 50 元掛號費
酷書網／ www.coolbooks.com.tw
排版／辰皓國際出版製作有限公司
製版／辰皓國際出版製作有限公司
印刷／長紅彩色印刷公司
初版一刷／ 2007 年 7 月
　　二刷／ 2009 年 4 月

ISBN：978-957-776-862-9

定價／ 240 元

SENMON-I GA KOTAERU Q&A TSUUFUU TO KOUNYOUSANKETSUSHOU

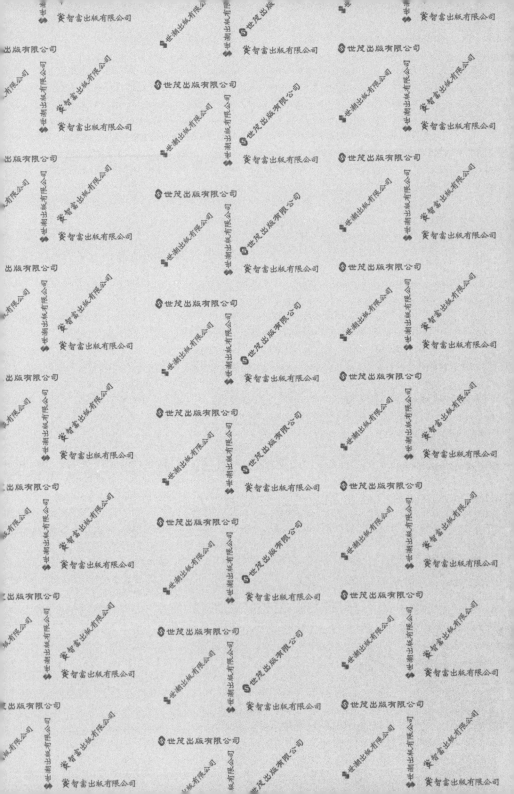